HYORON ブックレット

ROOT COVERAGE

根面被覆術

を治療オプションに加えよう！

—— 上皮下結合組織移植術（Connective Tissue Graft）のテクニックを中心に ——

〈編著〉 **松川敏久**

〈著〉 **井上　謙・北川雄治・武井則之・深野秀明**

HYORON

はじめに

　近年，歯科治療の技術やマテリアルの進化・発展はめざましく，多種多様な治療方法や治療戦略が各種誌面を賑わせている．また，インターネット上では歯科治療の実際をポジティブにもネガティブにも伝えるさまざまな情報が氾濫しており，特に「審美歯科　画像」という項目で検索すると，45万件余の画像が一般の方々にも閲覧できる時代である．その中には本書でも述べている歯肉ラインの解説など，専門的な内容も含まれており，歯科医療従事者としては「知らないでは済まされない」という恐怖感すら覚えるほどである．

　歯科治療の目的は，①病因の除去・抑制および病的組織・咬合の改善，②審美性の改善，③機能回復，④健康維持であり，どのような症例や処置においても，これらが満たされるよう配慮しなければならない．そのため，歯科治療は「炎症のコントロール」（う蝕のコントロール，歯周病のコントロール）と「力のコントロール」（咬合の安定，構造力学的安定）に大別され，それらを成し得てはじめて「審美性のコントロール」が可能になると考えられる．

　本書では，それら個々の詳細な解説は割愛させていただくが，端的に言えば，どれだけ高い審美性をもった修復をしても，前述した事項が満たされていなければ長期安定性の獲得は難しく，かえってさまざまなトラブルに遭遇する可能性がある，ということである．

　特に「審美歯科治療」の分野に関しては，患者の主観とわれわれ歯科医療従事者の目指すべきゴールが必ずしも一致するとは限らず，技術だけでなく，信頼感や綿密なコミュニケーションが不可欠となることが多く，その点が治療の難易度を高めている，と言っても過言ではない．

　それらを踏まえて，われわれ日本臨床歯科医学会（SJCD：Society of Japan Clinical Dentistry）は画一化された歯科治療の流れ（**図**）に則り，日常臨床を行っている．本書のテーマである「上皮下結合組織移植術」は，画一化された流れの中の「確定的外科」における「歯周形成外科」に含まれる．歯科治療の流れからみてもわかるように，本術式に分類される治療を行う場合には，当然ながら初期治療を終え，再評価をもって「炎症のコントロール」が完了していることが前提となる．

　本書では応用的な症例，術式のみならず，まず基本的な術式として上皮下結合組織移植術の解説，そしてその Step by Step を詳しく紹介しているので，参考にしていただけると幸いである．

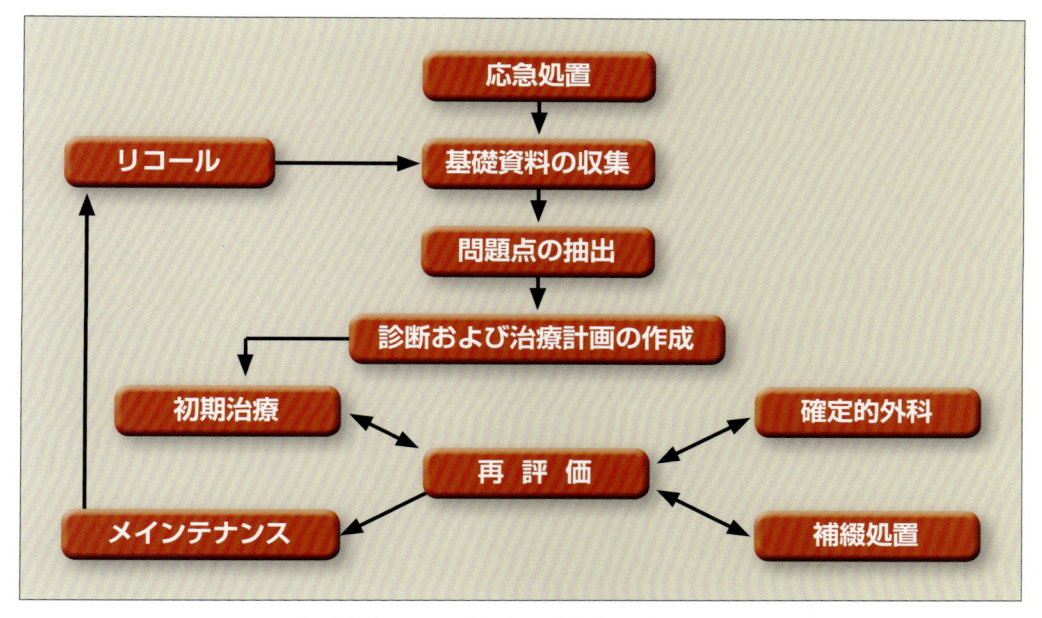

図　歯科治療の流れ（本多正明先生のご厚意による）.

　また，本書の執筆者に共通することとして，編著者が20年来指導を仰ぐ米国カリフォルニア州サンタバーバラでご開業の Dr. Dennis A. Shanelec の元で毎年研修しているMTIJ（Microsurgery Training Institute Japan）のメンバーである．本文中でも述べることとなるが，審美領域における歯周形成外科には一定以上の技術と丁寧さ，繊細さが必要不可欠となる．そのための有効なツールとして，拡大視野下で施術するためのマイクロスコープやルーペなどの使用を強く薦めたい．特にマイクロスコープの使用にあたっては専用の器具の使用のみならず，ラーニングカーブ，いわゆる習熟度というものが存在するので，本書のような症例を行う前に各種ハンズオンセミナーなどである程度のトレーニングを積んで臨んでいただくことを推奨したい．

*

　本書が，審美歯科治療を実践しようとする先生方の臨床に，少しでもお役に立てば幸いである．

2018年7月

編著者　松川敏久

目次

執筆者一覧

（五十音順／＊は編者）

井上　謙（いのうえ　けん）

〒700-0835　岡山県岡山市北区東中央町1-15-1F
I DENTAL CLINIC
日本臨床歯科医学会大阪支部（大阪SJCD）会員
日本臨床歯周病学会　会員／日本口腔インプラント学会　会員

北川　雄治（きたがわ　ゆうじ）

〒639-0225　奈良県香芝市瓦口2288　セイワビル1F
医療法人慶成会　サン歯科クリニック
日本臨床歯科医学会大阪支部（大阪SJCD）会員
日本口腔インプラント学会　会員／日本歯周病学会　会員／日本顎咬合学会　理事
認定医／日本歯科審美学会　会員

武井　則之（たけい　のりゆき）

〒370-0081　群馬県高崎市浜川町1659-4
医療法人こたけ会　武井歯科クリニック
日本臨床歯科医学会大阪支部（大阪SJCD）会員
日本顕微鏡歯科学会　会員／日本歯内療法学会　会員／日本歯科審美学会　会員

深野　秀明（ふかの　ひであき）

〒592-8348　大阪府堺市西区浜寺諏訪森町中2丁186
深野歯科医院
日本臨床歯科医学会大阪支部（大阪SJCD）会員
日本顎咬合学会　認定医／日本審美歯科協会　認定医

＊松川　敏久（まつかわ　としひさ）

〒634-0072　奈良県橿原市醍醐町502-34
松川歯科医院
日本臨床歯科医学会（SJCD：Society of Japan Clinical Dentistry）指導医　監事
日本口腔インプラント学会　会員／日本顕微鏡歯科学会　会員

＜HYORONブックレット＞

「HYORONブックレット」は，月刊『日本歯科評論』誌上でご好評をいただき，バックナンバーとしても多くのご要望があった特集などを，雑誌掲載後の情報も適宜追加し，ワンテーマの書籍として読みやすく再編するシリーズです.

I

根面被覆術の成否を分ける要因

松川敏久

I 歯肉ラインの重要性

　今日の患者の審美的要求は，単に「白い」歯から，より「自然な」歯または「美しい」歯へとシフトしている．歯冠修復におけるマテリアルの選択肢も増え，卓越した歯科技工士の高い技術により，色調や性状はさらに天然歯に近いものが作り出される時代となった．しかしながら，そのような修復物を作製できたとしても，患者が審美的な理由で不満を口にする場面に遭遇した経験はないだろうか．

　その理由はいくつかあるが，ひとつには患者が視覚的に違和感を感じることから生じる不満にある．すなわち，歯の「形」や「長さ」「傾き」などに「不自然さ」を感じれば，それが思わぬトラブルの原因となる．中でも歯の「形」や「長さ」の好ましい状態を表す構成要素に「歯肉ライン（歯肉レベル）」があり，歯や修復物の仕上がり具合だけでなく，歯肉も審美的な満足度に大きな影響力を持つ．

　人が何に審美的な違和感を感じるかについて研究した非常に有名な論文（**図1-1**）が1999年[1]と2006年[2]にKokichらによって発表されている．論文の詳細は割愛するが，前歯部における審美的な変化をさまざまなパターンで，矯正歯科医，一般歯科医，一般人の3者にみせ，どのレベルで違和感を感じるかについて調査したものである．この2つの論文から導き出された審美的感受性は，一般人を含め，左右の歯冠形態の非対称性については，わずかな違いをも比較的感知しやすい，ということであった．

　この実験では前歯群の切縁ラインを変化させていないため，歯冠形態を変化させているのは歯肉ラインのみということになり，その重要性をも証明していると考えられる．

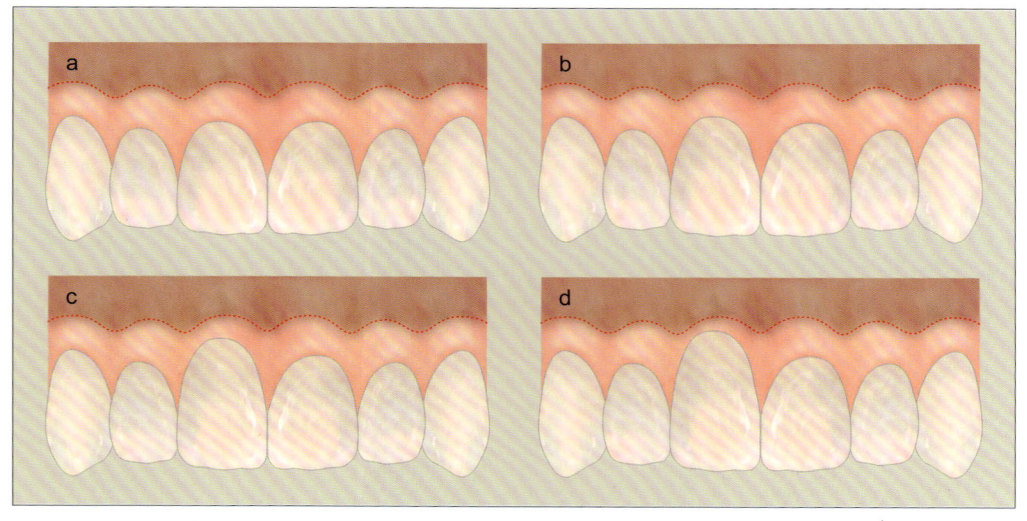

図1-1 ヒトは歯冠形態そのものよりも左右非対称性を感知しやすい（Kokichら[1,2]より）．

Ⅱ 歯肉退縮の原因

　Berglundh らは「歯肉退縮は加齢による不可避な生理的プロセスではなく，歯周組織の炎症または外傷の蓄積によって生じるものである」[3]，と述べている．

　根面露出の原因は，プラーク性の歯周炎すなわち歯周組織の炎症による付着の喪失を起因とする結合組織性（付着）歯肉の減少，小帯の付着異常，ブラッシングによる慢性的な機械的刺激（**図1-2～図1-6**），不適合修復物の存在すなわち医原性の組織損傷，またはスケーリング・ルートプレーニングの影響など，さまざまな素因と悪化要因が考えられる（**図1-7**）．

　また歯の位置異常，特に頬側に位置することで，より顕著な歯肉退縮をきたす傾向がある．さらには歯科矯正治療，特に成人期における歯科矯正治療が原因で，薄い歯槽骨頬側骨板が裂開・喪失することによって，歯肉に退縮をもたらすこともある．

　ちなみに歯肉退縮への咬合の関与だが，現在では科学的な因果関係はないとされている．しかし早期接触や強いパラファンクションにより咬合性外傷が生じ，そこにプラーク性の炎症が関与することによって歯肉退縮が惹起される可能性は否定できないように思われる．

　特にわれわれ日本人を含むアジア系の人々は，後述する「Maynard の分類」（**図1-8**）[4] で言われる "歯槽骨や付着歯肉が薄い" 場合が多い．中でも日本人の下顎前歯部や犬歯は「Type 4」が多いと言われており，また日本人女性の大半の下顎前歯部には歯槽骨の開窓が認められるように，特有の解剖学的な問題点がある．

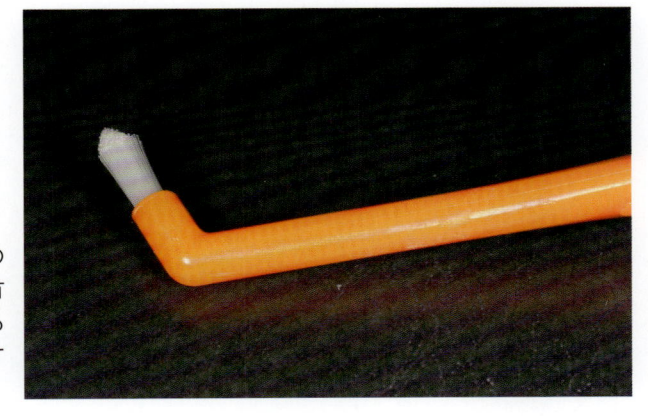

図1-2　ワンタフトタイプブラシの使用はプラークコントロールには有効だが，ブラシ圧が強くなることもしばしばみられるため，注意を要する．

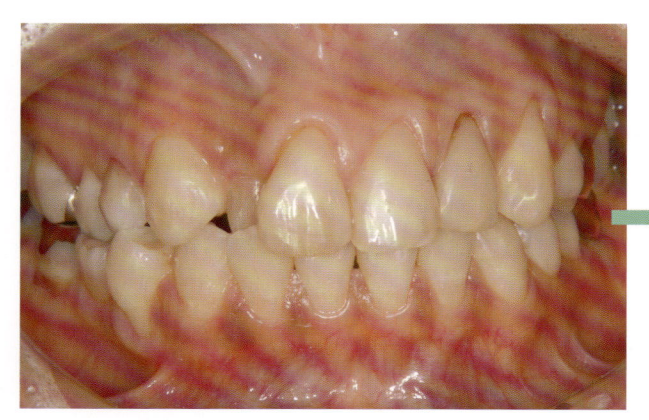 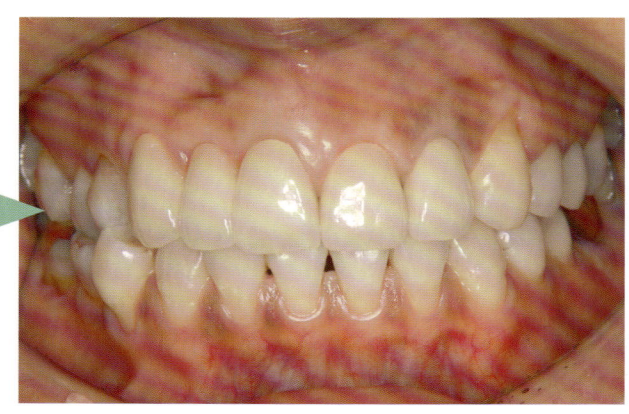

図1-3　上顎前歯部において，厚みのない歯肉にブラッシング圧が過度に加わったうえに，充填処置が施されている．

図1-4　パピラプリザベーションテクニックを用い，コンビネーションフラップと上皮下結合組織移植術で根面被覆を施した．

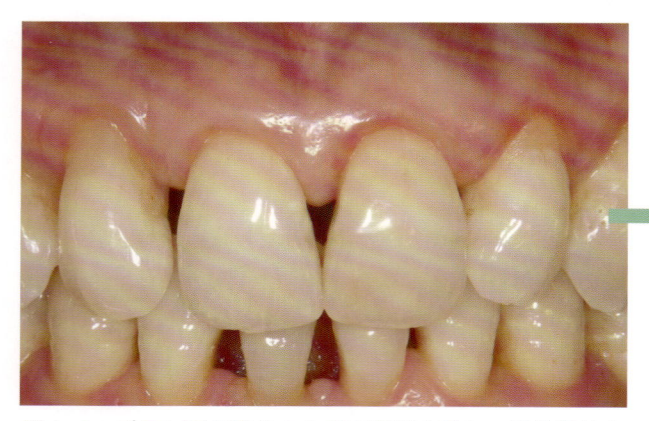 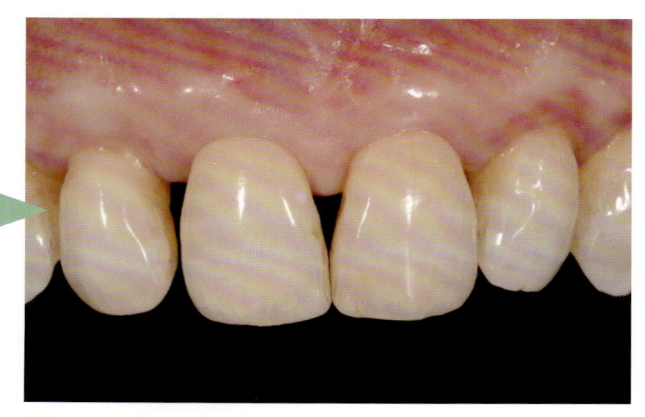

図1-5　ブラシ圧の強さから歯肉退縮を呈し，知覚過敏を訴えている．ブラシの選択とブラッシング指導を行う．

図1-6　ビスタ（Vestibular Incision Subperiosteal Tunnel Access）テクニックによる根面被覆術後．歯間乳頭の再建は難しいが，症状は消失した．

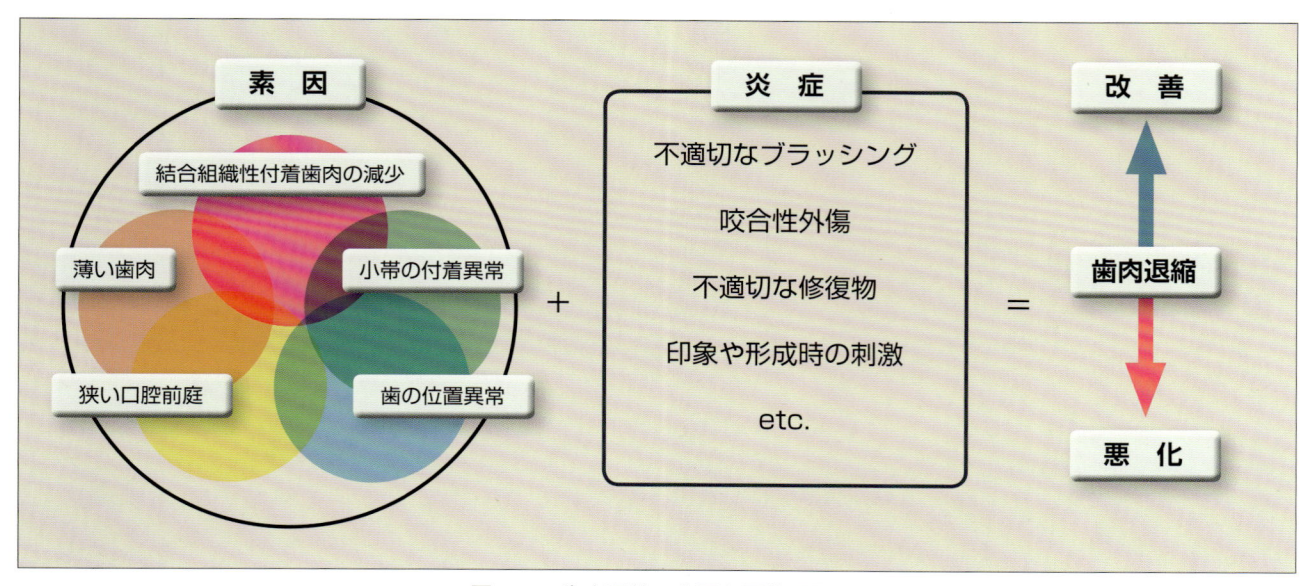

図1-7　歯肉退縮の素因と悪化要因．

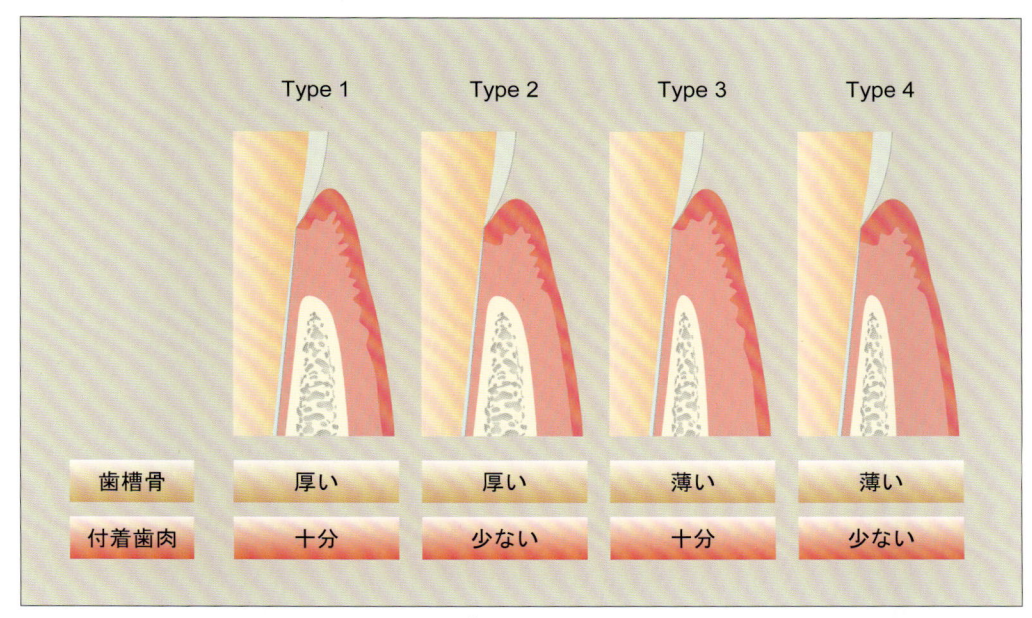

図1-8　Maynard の分類（Maynard ら[4] より）. 歯槽骨の厚みおよび付着歯肉の量による歯肉退縮の起こりやすさを分類したもの. 中でも, Type 4 はそのリスクが高いとされている.

Ⅲ　歯肉退縮の診断

　歯肉退縮の定義は, 歯肉辺縁が本来の位置, すなわちセメント–エナメル境（CEJ）から約2.0mm 歯冠側という生理的な位置より根尖側に移動し, 根面の一部もしくは大部分が露出している状態, とされている.

　一般的には「歯が長い」という所見で歯肉退縮が疑われるが, 解剖学的に長い歯冠長を持つ歯や隣在歯の萌出不全により相対的に長くみえる場合など, 鑑別が必要になる場合があることに留意したい.

Ⅳ　根面被覆術の適応症

　歯肉退縮を起こしている歯すべてが "根面被覆術の適応症" というわけではなく, 外科的な侵襲を加える以上, 患者の審美的な要求や知覚過敏などの症状の有無によって判断されるべきであることは言うまでもない. また, 患者の要求を満足させられる結果が完全に得られるかどうかのリスク判断も重要となり, その一助として「Millerの分類」[5] がよく引用されている（**図1-9**）.

　前出の**図1-5・図1-6**は Miller の分類Ⅲ級の症例であるため, 根面被覆術を行うも完全な根面被覆は難しい症例であった. ただし, 主訴は解決し, 患者の満足は得られた.

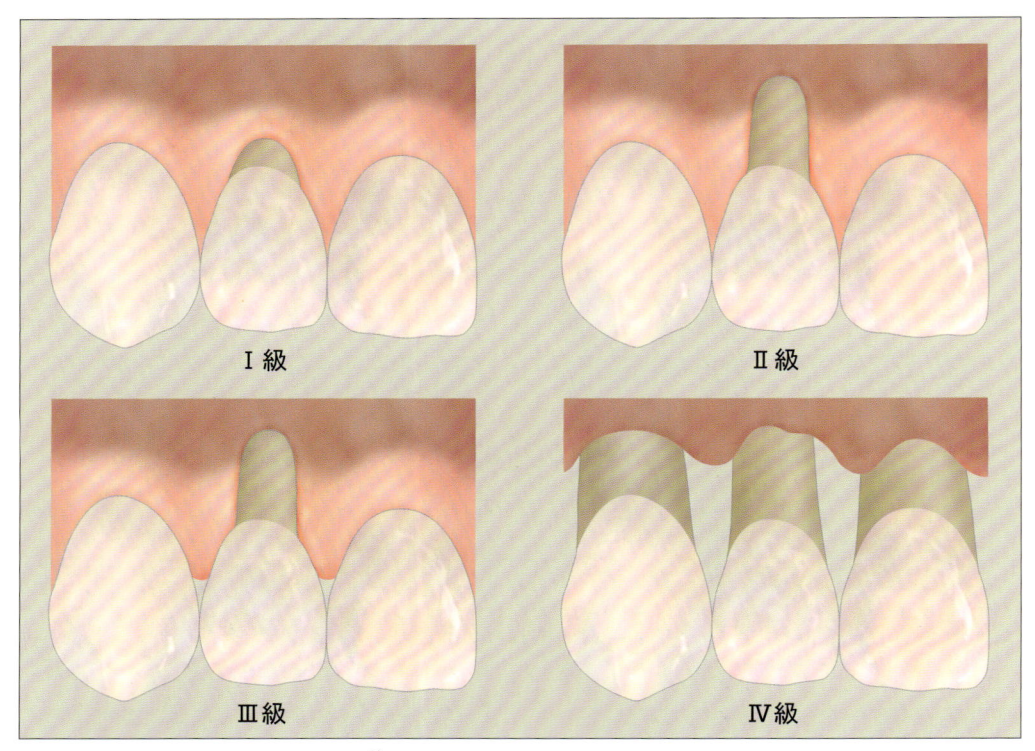

図1-9 Miller の分類（Miller[5] より）.
Ⅰ級：辺縁歯肉が歯肉歯槽粘膜境を越えて退縮していない．隣接歯間の軟組織あるいは骨
　　　は失われていない．完全な根面被覆が可能である．
Ⅱ級：辺縁歯肉が歯肉歯槽粘膜境を越えて退縮している．隣接歯間の軟組織あるいは骨は
　　　失われていない．完全な根面被覆が可能である．
Ⅲ級：歯間乳頭がセメント－エナメル境よりも根尖側にあるが，辺縁歯肉よりは歯冠側に
　　　位置する隣接歯間の骨欠損を伴っている．完全な根面被覆は期待できない．
Ⅳ級：歯間乳頭の一方あるいは両方が辺縁歯肉と同じ高さであり，歯間部骨欠損を伴って
　　　いる．根面被覆は不可能である．

Ⅴ 上皮下結合組織移植術

　　現在ある根面被覆術，審美的な歯肉増大術を行うための術式として主なものを**表1
-1**に挙げる．

　　各々の術式に利点・欠点があり，詳しい術式，難易度は他書の解説に譲ることとす
るが，本書ではこの中の「上皮下結合組織移植術」に焦点を当て，症例提示とともに
解説したい．

1．上皮下結合組織移植術の効果

　　本移植術は，部分層弁と骨膜との間に結合組織を移植することで薄い歯肉に厚みを
もたせ，さらには移植組織への血液供給を十分に確保する効果がある．その結果，付
着歯肉の幅を増大させ，炎症や機械的刺激に対しても抵抗性の高い環境を獲得し，審
美的，機能的な面で改善を図ることができる．

表1-1　根面被覆術に使用される主な術式

1. 遊離歯肉移植術
2. 歯肉弁歯冠側移動術
3. 上皮下結合組織移植術
4. 有茎弁歯肉移植術
5. 半月弁歯冠側移動フラップ手術
6. 歯間乳頭移動術

表1-2　軟組織増大のための診査項目

・歯肉レベルのバランス
・局所的診査
・エックス線診査
・咬合診査
・歯-歯列の診査
・プロービング
・患歯の動揺
・欠損の大きさ
・歯肉のバイオタイプ

(鈴木[6]より)

表1-3　歯肉歯槽粘膜手術を成功させるための条件

・術野にプラーク，歯石，炎症がないこと
・十分な血液供給があること
・受容側と供給側に解剖学的な問題がないこと
・移植組織を確実に固定すること
・外傷を最小限にすること

(Newmanら[7]より)

表1-4　失敗の主な原因

・小さな受容床と血液供給不足
・粘膜弁の穿孔
・移植片のサイズ不適合
・粘膜弁の移動量不足や減張不足
・不確実な根面処理

(Langerら[8]より)

2．利　点

・受容側の環境に適応しながら上皮化することから，遊離歯肉移植術にみられるような「タイヤ様斑痕（tire patch）」を回避できる．
・原則的に1回の手術で済む．
・供給側の侵襲および術後の疼痛等が最小限．
・確実な結合組織の増大と血液供給の増加．
・連続した複数歯に対応できる．

3．欠　点

・他の術式と比較し，高度な技術を要する．
・複雑な縫合．

　診査項目ならびに成功させるための条件，失敗の原因を**表1-2〜表1-4**[6〜8]に示す．

Ⅵ　上皮下結合組織移植術による歯槽堤増大術から始めよう*！*

　いきなり上皮下結合組織移植術による根面被覆術から取り組むのではなく，まずは難易度がそれほど高くない欠損部の歯槽堤増大術からマスターすることをお薦めする．

　主に前歯部における単独歯欠損へのブリッジによる修復を行う場合において，歯槽堤の吸収が認められる際に歯槽堤増大術を行う．ポンティック基底部の軟組織を増大させることで，審美性および清掃性を高めることができる．

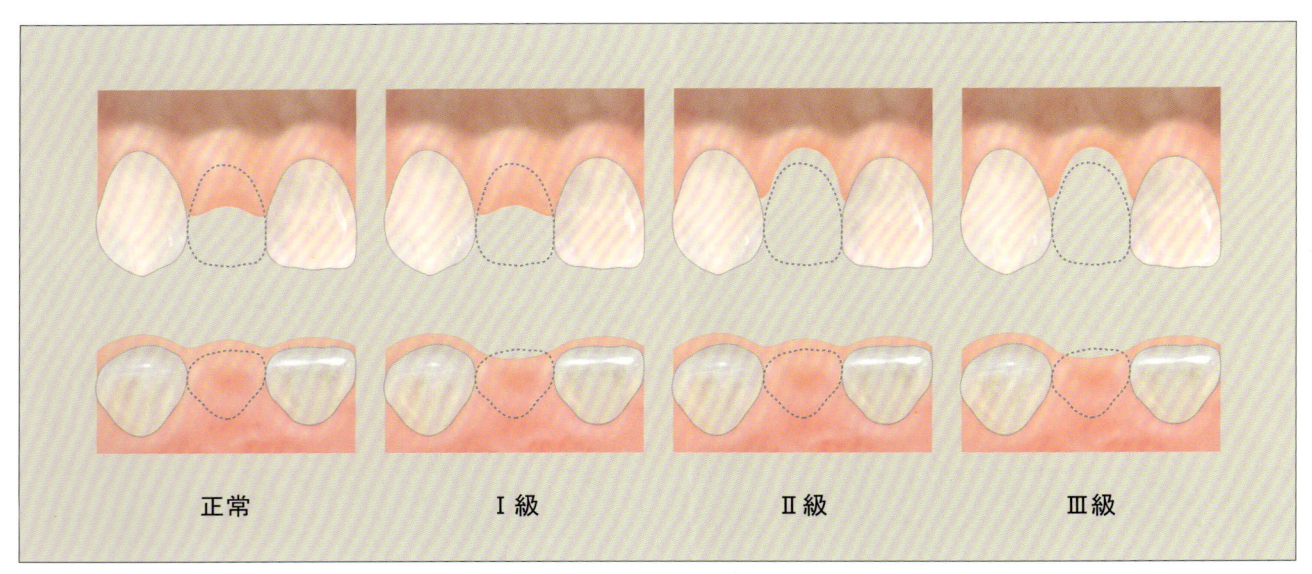

図1-10　歯槽堤欠損の3分類（Seibert[9]より）.
Ⅰ級：歯槽堤の高さは正常で，頬舌的な幅が狭くなっている.
Ⅱ級：歯槽堤の頬舌的な幅は失われず，高さのみが減少している.
Ⅲ級：歯槽堤の高さ，頬舌的な幅ともに減少している.

	convex	level	concave
hill	増大なし	増大なし or 硬組織増大	軟組織増大 or 硬組織増大 or 軟・硬組織増大
level	増大なし or 軟組織増大	軟組織増大 or 軟・硬組織増大	軟組織増大 or 軟・硬組織増大
valley	軟・硬組織増大	軟組織増大 or 軟・硬組織増大	軟・硬組織増大

図1-11　Suzuki による歯槽骨のタイプに応じた増大法の分類（鈴木[6]より）.

　欠損部歯槽堤の分類としてはSeibertのものが著名であり（**図1-10**）[9]，3クラスに分類され，それぞれ解決法および難易度が異なる.

　Seibert I 級の症例には有茎結合組織移植術（ロール法）および上皮下結合組織移植術，または骨や人工材料の移植が有効である. 同 II 級においては上皮下結合組織移植術および遊離歯肉移植術，または骨や人工材料の移植が推奨される. 同 III 級の症例では複数の術式を同時または複数回のステージに分けて併用したり，ポーセレンやレジンを用いた擬似歯肉を用いての補綴修復が適応となる.

　欠損量がさほど大きなものでなければ（Suzukiの分類[6]，**図1-11参照**），まずは上皮下結合組織移植術の中でも比較的難易度が高くないと思われる**Pouch（ポーチ，パウチ）形成法**を中心に，結合組織の採取を含め，取り組んでいただきたい（「**II 上皮下結合組織移植術の実際**」の**症例0-1**を参照）.

＊

　次章から，実際の症例を提示しながら手順について解説する.

Pouch（ポーチ，パウチ）形成法

　頬舌的に吸収した歯槽堤に対し，LangerやAbramsが開発した術式を，Garberらが1981年に結節の結合組織を欠損部歯槽堤の上皮下に移植する術式として改良した[10].

　基本的な術式を以下に示す.

1️⃣　欠損部歯槽頂に水平切開を入れる. ただし，隣接歯の歯肉溝には達しない. すなわち，歯間乳頭相当部は保存する. これにより，口蓋側または舌側からの血液供給は遮断されない.

2️⃣　欠損部両隣在歯の歯肉溝に切開を入れる.

3️⃣　欠損部唇側にパウチを形成する. 歯槽頂水平切開部および隣在歯歯肉溝部より根尖側方向へ剥離していく. その幅は隣在歯の非欠損側隅角部付近までとする.

4️⃣　形成したパウチ上のフラップが十分に唇側に膨隆することを確認し，口蓋より採取した結合組織を水平切開部より填入する. この際，移植片を唇側または口蓋側（舌側）のフラップ弁に縫合し，固定する.

5️⃣　最後に水平切開部を開放創で縫合し，ポンティック部が調整されたプロビジョナルレストレーションを装着する.

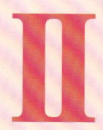

II

上皮下結合組織移植術の実際

井上　謙

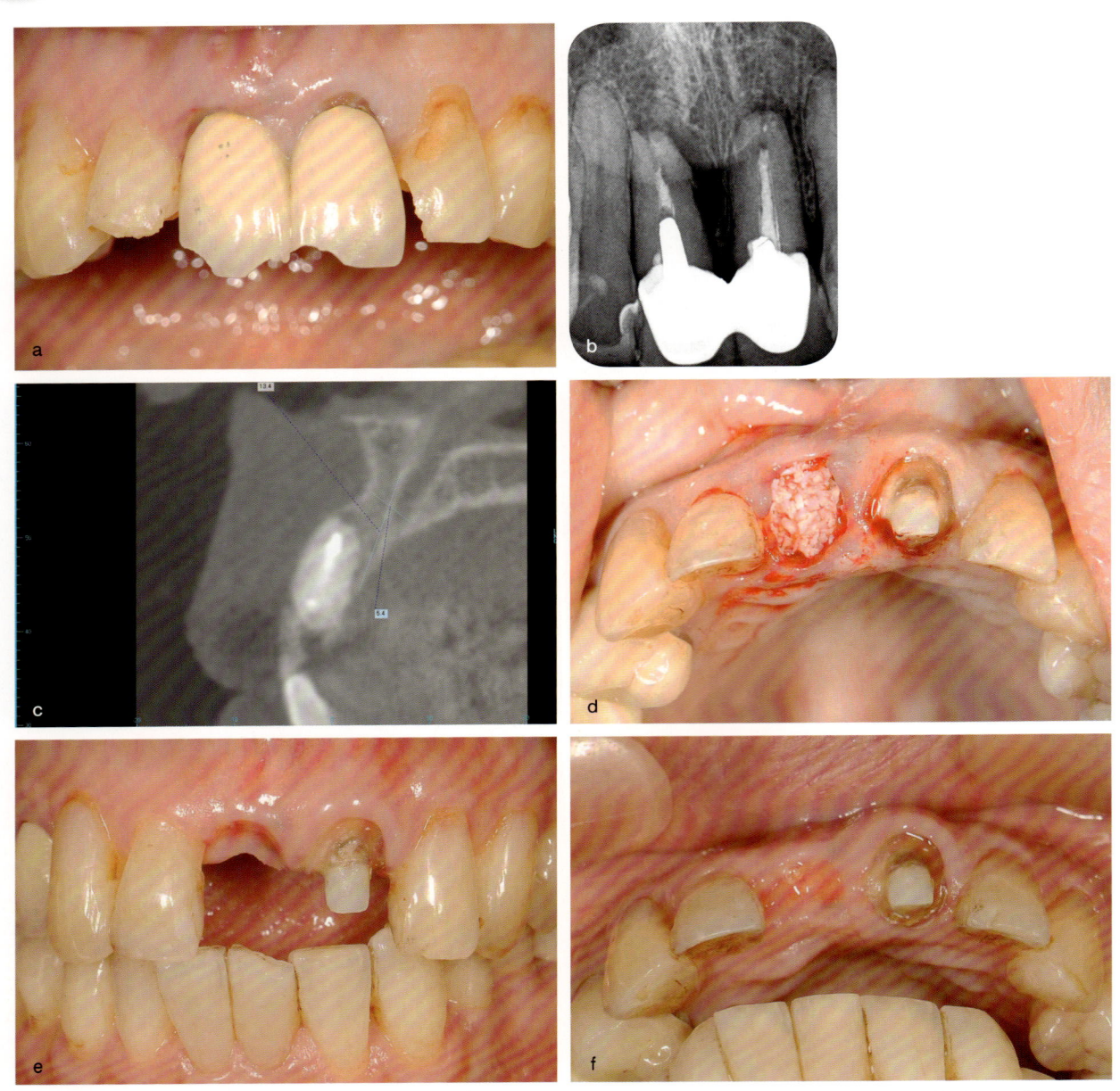

図2-1　60代，女性．転倒により <u>2+2</u> の破折で来院（a）．<u>1</u>は歯根破折およびセメント質の剥離があり「要抜歯」と診断した（b・c）．抜歯時にソケットプリザベーションを行い（d），歯槽堤の保存を試みたが，術前から唇側骨の喪失が認められたこともあり，治癒時には唇側の歯肉の厚みが大幅に減少した（e・f）．欠損部はブリッジにて補綴予定であり，審美性および清掃性の向上を目的に結合組織移植による歯槽堤増大術を行うこととした．施術はマイクロスコープによる拡大視野下で行った．

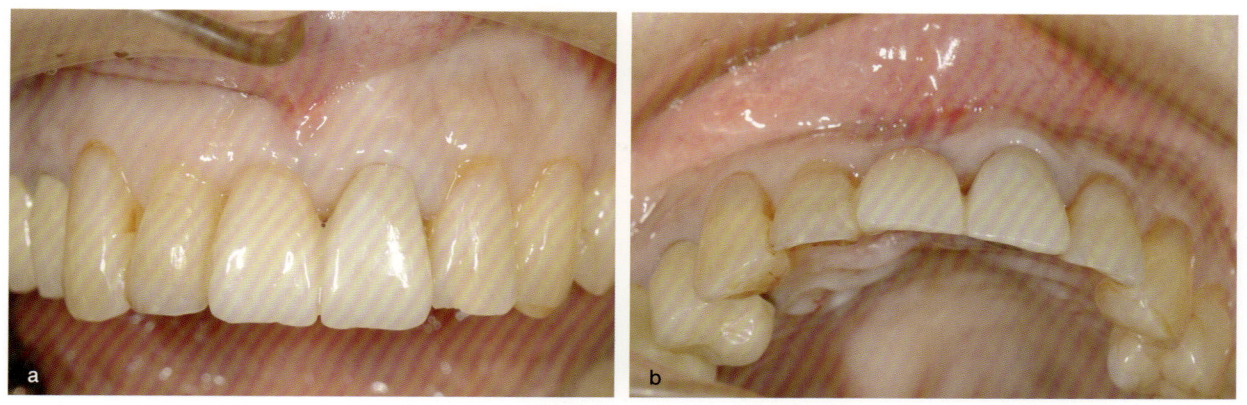

図2-2　術前の歯肉レベル．歯肉の高さはあるが厚みが少ない．Seibert の分類Ⅰ級，Suzuki の分類 concave-level.

①受容側の形成

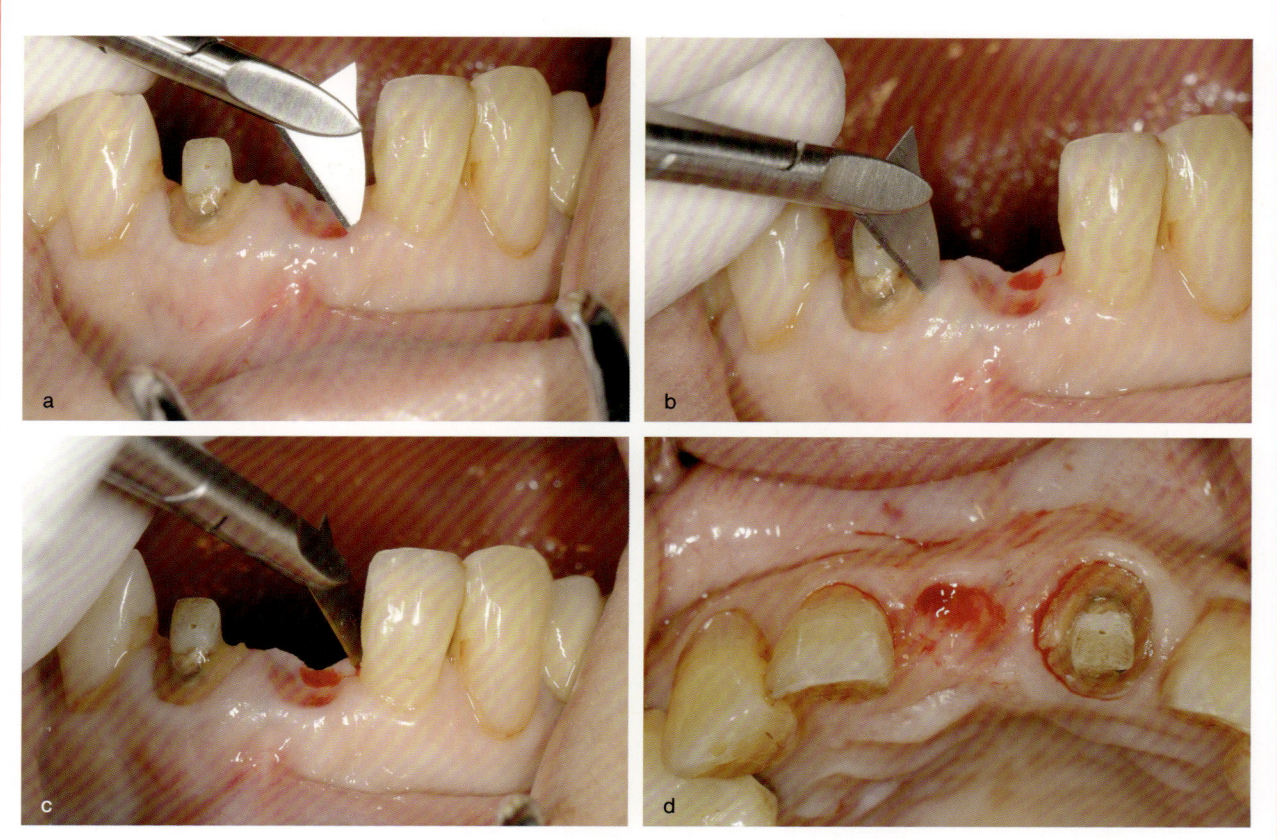

図2-3　まず，ブレードブレーカーに装着した眼科用カミソリ（フェザー安全剃刀）を用いて，欠損部の歯槽頂に歯間乳頭を残して水平切開を入れる（a）．さらに隣接歯の歯肉溝に切開を行う（b〜d）．

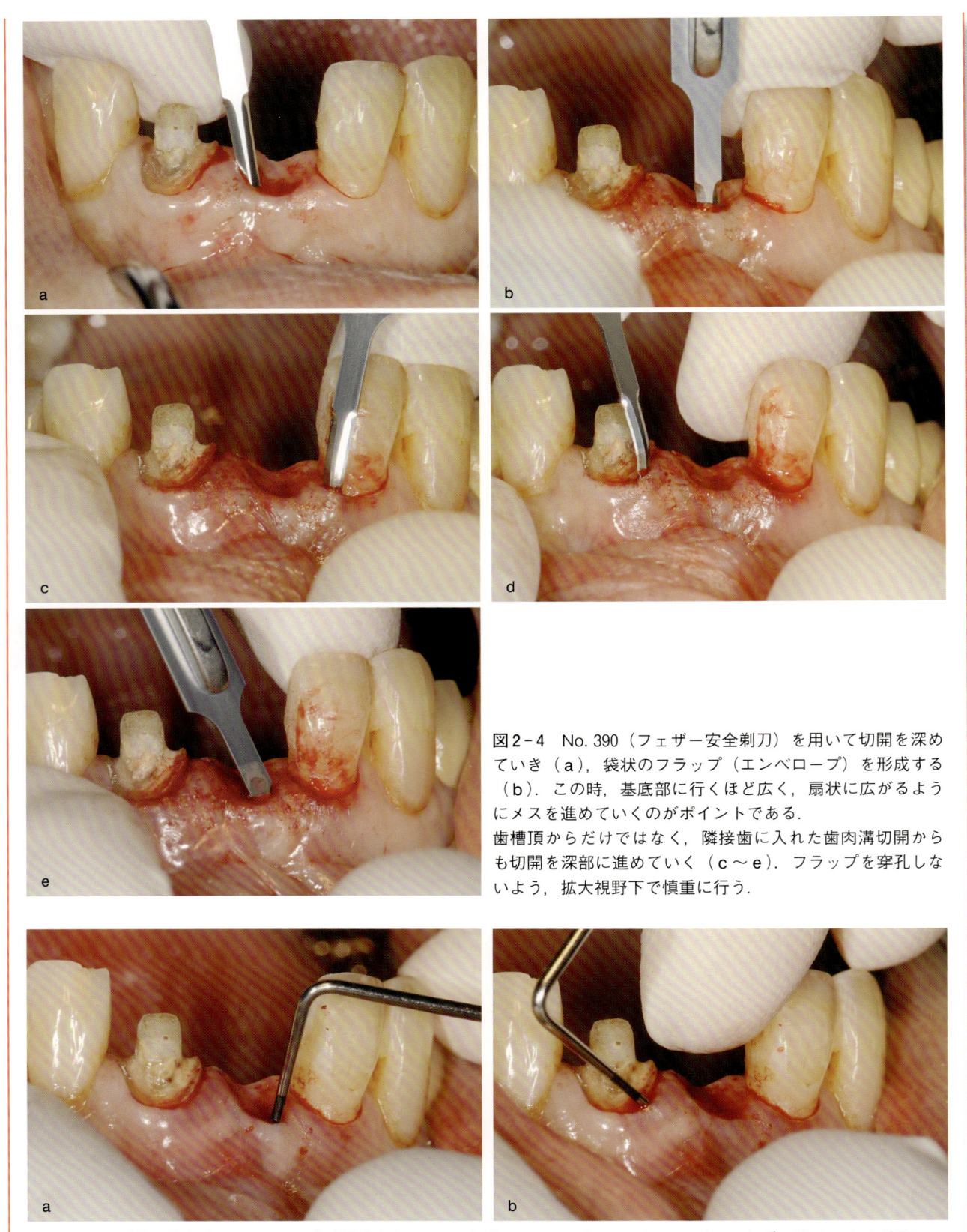

図2-4　No. 390（フェザー安全剃刀）を用いて切開を深め
ていき（a），袋状のフラップ（エンベロープ）を形成する
（b）．この時，基底部に行くほど広く，扇状に広がるよう
にメスを進めていくのがポイントである．
歯槽頂からだけではなく，隣接歯に入れた歯肉溝切開から
も切開を深部に進めていく（c〜e）．フラップを穿孔しな
いよう，拡大視野下で慎重に行う．

図2-5　過不足なくエンベロープが形成されており（a），フラップにテンションがかからずに動くことを確認
し（b），受容側の準備を完了する．この時，もしエンベロープの形成に不足を認めたら，再度，不足箇所の切
開を追加する．あわてて次に進まないことが重要である．

②結合組織の採取

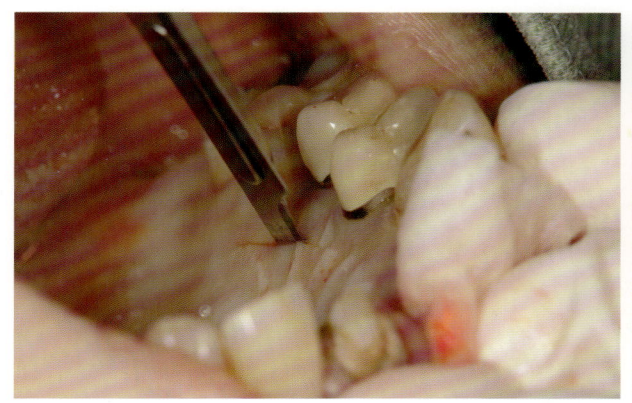

図2-6　まず近遠心方向にNo.15（フェザー安全剃刀）のメスを用いて水平切開を加える（一次切開）.

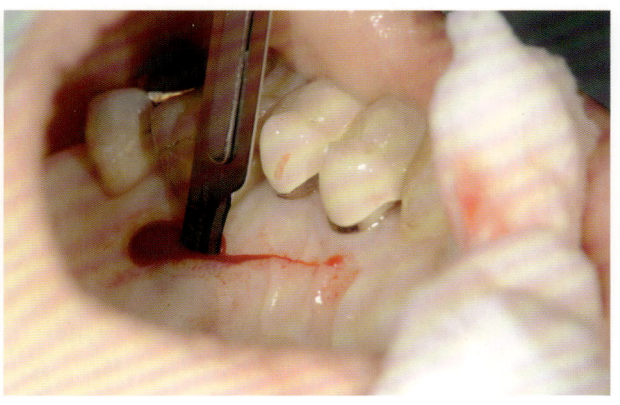

図2-7　次に図2-6の水平切開から，歯肉表面と平行に上皮を一層（約0.5〜1.0mm）残すように切開を進めていく（二次切開）.

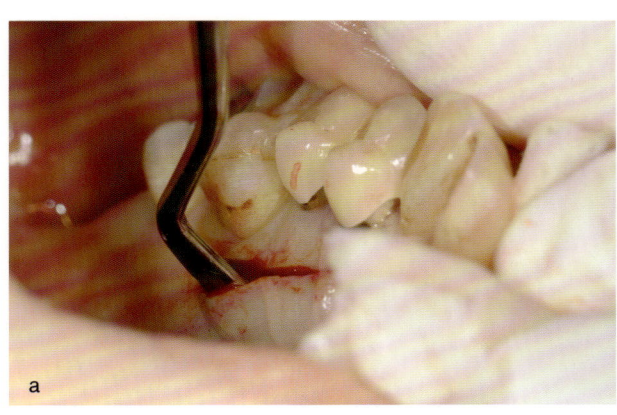

a

b

図2-8　二次切開がなされ，一層の上皮が残された状態.

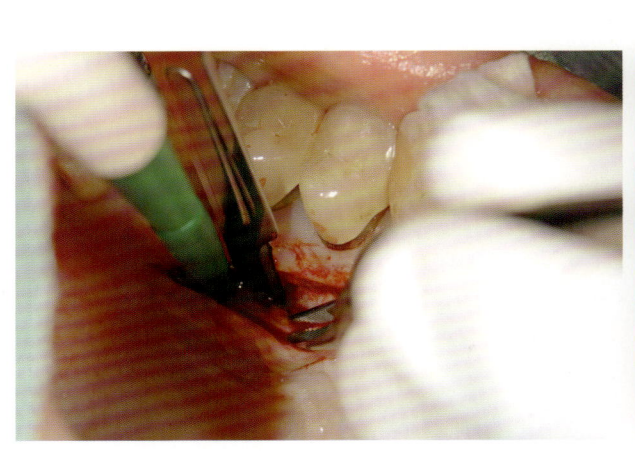

図2-9　さらに二次切開と平行に，骨と結合組織の間にメスを滑り込ませるように切開を加えていく（三次切開）.

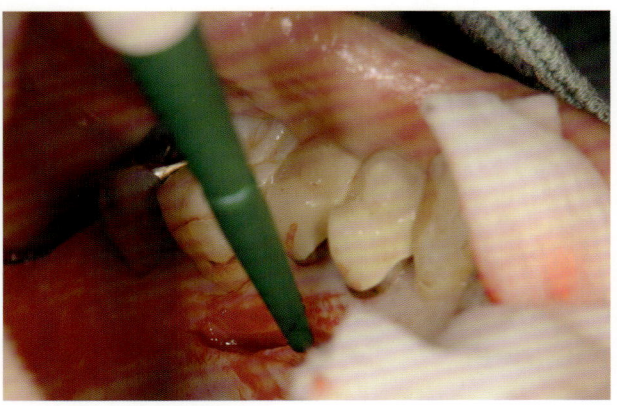

図2-10　三次切開を加えると，二次切開との中間部に結合組織が残る．これが，採取する結合組織である.

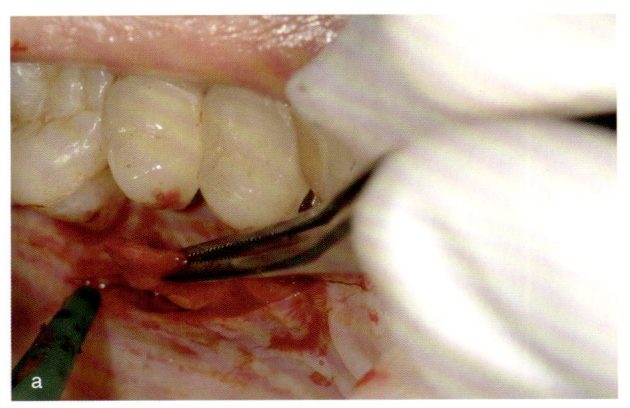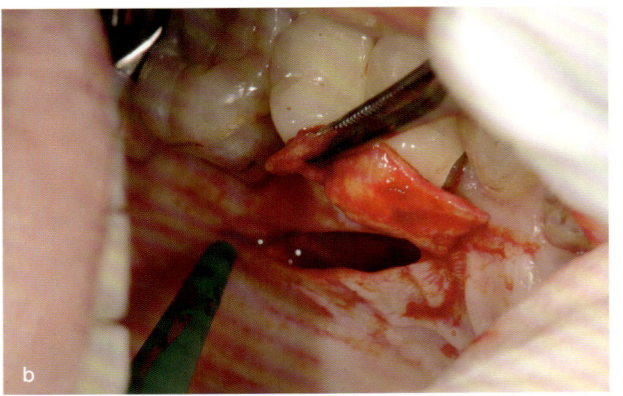

図2-11　最後に二次切開と三次切開をつなぐ縦切開，および水平切開を入れる（四次切開）．これにより結合組織は口蓋から切り離される（a・b）．

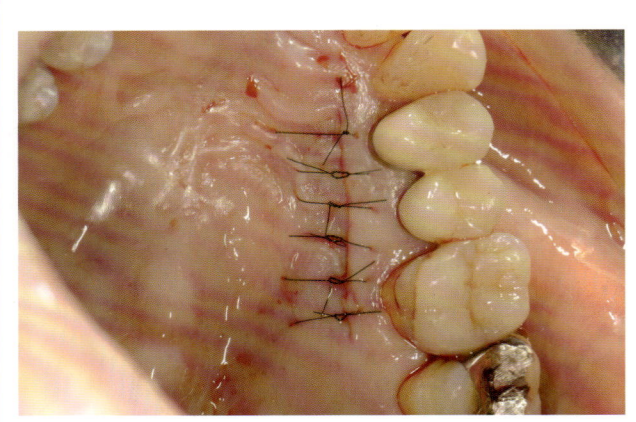

一次切開〜四次切開については，「Ⅴ　結合組織を採取するためのテクニックと失敗しないための注意点」で詳しく述べる．

図2-12　結合組織採取後の縫合時の状態．
今回は6-0の縫合糸を用いて単純縫合で行ったが，連続縫合を用いることも多い．
この方法では，結合組織を上皮付きで採取していないので，マットレス縫合などは特に必要なく，細い縫合糸を用いて単純縫合や連続縫合により繊細に縫合することで一次治癒が得られると考える．

コラム①：一次治癒と二次治癒の違い

　身体が傷ついた場合，治癒の仕方には2通りある．「一次治癒（一次性創傷治癒）」と「二次治癒（二次性創傷治癒）」である．

　一次治癒とは，傷がまったく元どおりに治るような治癒の形態を言う．鋭利なメスで歯肉を切った場合，的確にそのまま縫合すれば治癒後の傷口は，まったくわからないくらい元どおりになる．このような治癒の形態が一次治癒である．

　これに対し，二次治癒とは実質欠損がある場合の治癒形態であり，まずは血餅で実質欠損部が満たされ，肉芽組織に置き換わり，さらに結合組織へと置換していく．治った傷口は術前とまったく同じにはならず，瘢痕化が起こることもある．

　歯周外科処置においても，切開や剝離を乱暴に行い，組織を挫滅させたり，縫合が不適切で元の位置にフラップが戻っていなかったり，死腔があったりすると，二次治癒が起こる．逆に，精密に切開剝離し，元の位置に的確に縫合すれば一次治癒に近づけることができる．一次治癒のほうが当然治癒は早く，術後の疼痛・腫脹なども少ない．

　ただし，歯肉弁根尖側移動術のように，あえて二次治癒をねらう術式もある．

③結合組織の移植

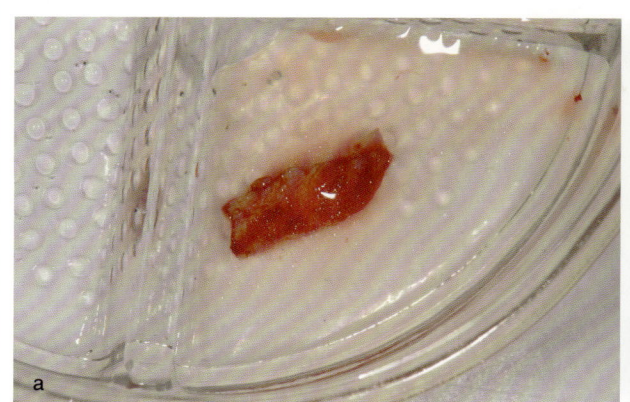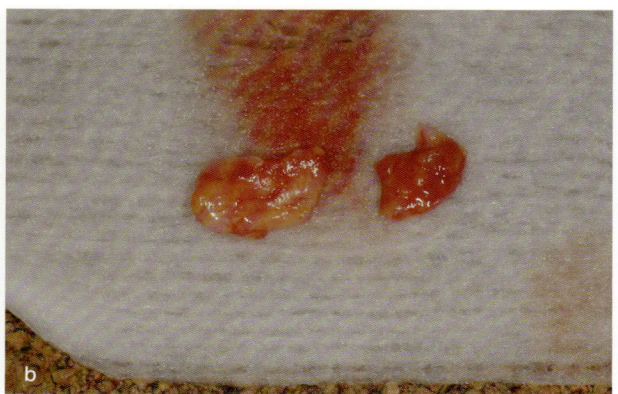

図2-13　採取した移植片を2枚に切断する.

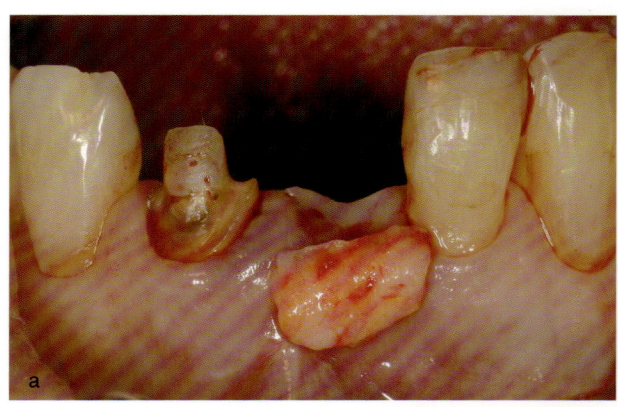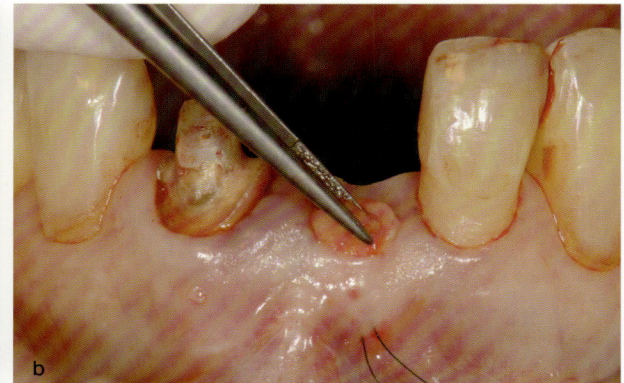

図2-14　1枚目の移植片を縫合糸を用いてエンベロープの中に引き込んでいく.

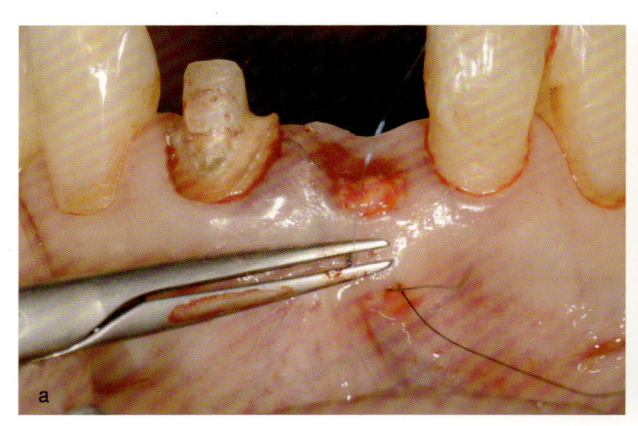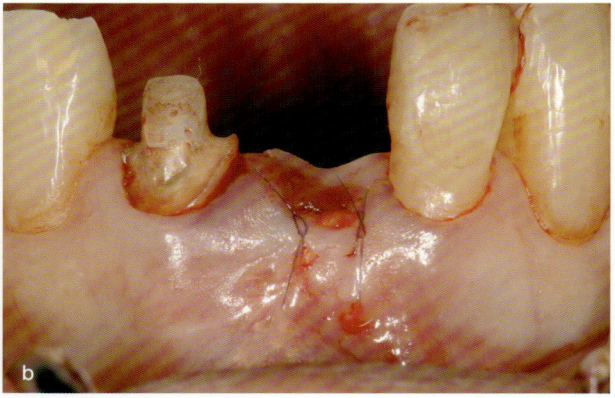

図2-15　7-0の縫合糸を用いて1枚目の移植片を固定する.

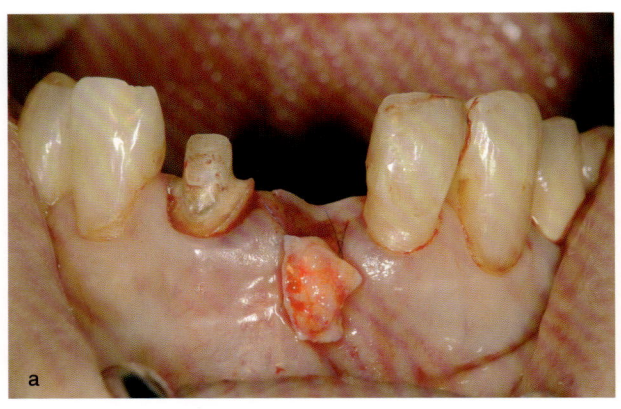
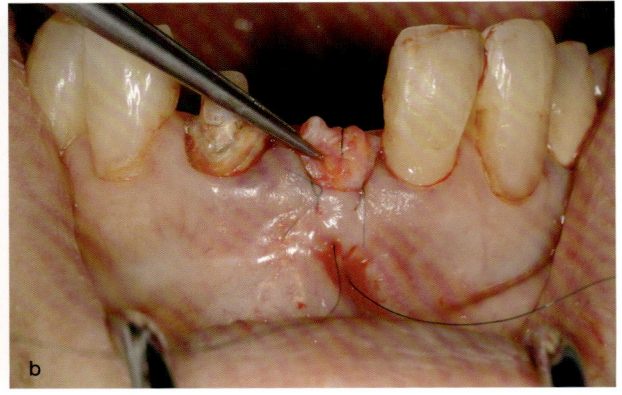

図2-16　2枚目の移植片を歯根の豊隆形態に近似するようトリミングし（a），縫合糸を用いてエンベロープの中に引き込んでいく（b）．この縫合糸は唇側で結紮し，2枚目の移植片を唇側に固定する．

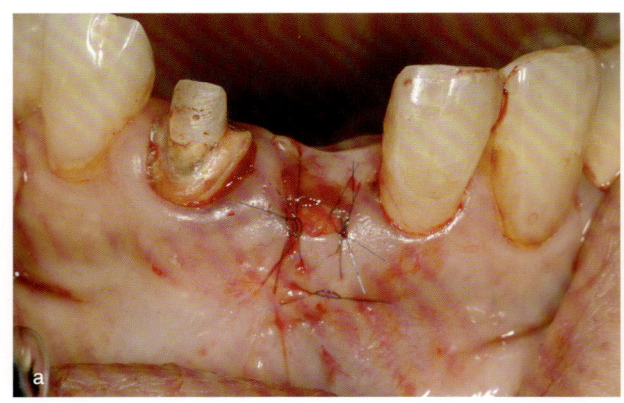
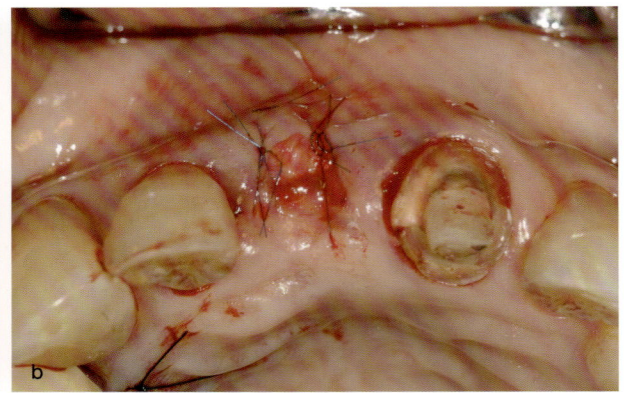

図2-17　唇側から縫合糸を通し，2枚目と1枚目の移植片を拾い，口蓋歯肉も通したうえで唇側で結紮する．これにより移植片は受容側に固定される．粘膜を動かしても，移植片が動かないことを確認する．

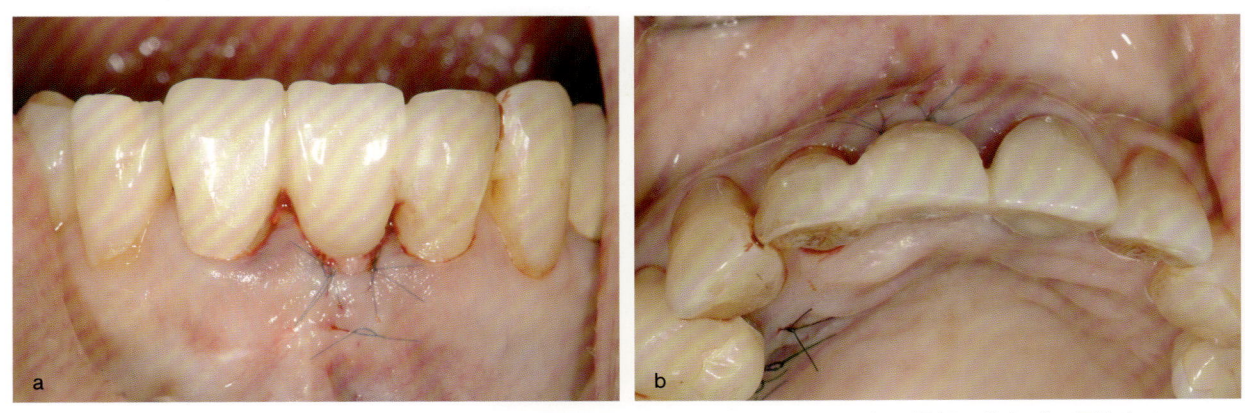

図2-18　プロビジョナルレストレーションの基底面に対しハイポリッシュを行い滑沢に仕上げ，仮着する．

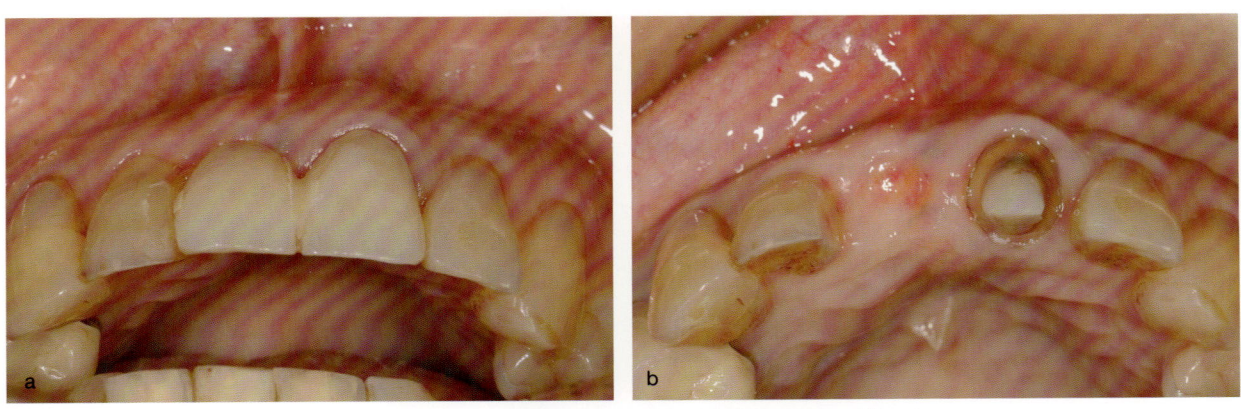

図2-19　術後2週の状態．術前に比べ歯槽堤の厚みが増した．

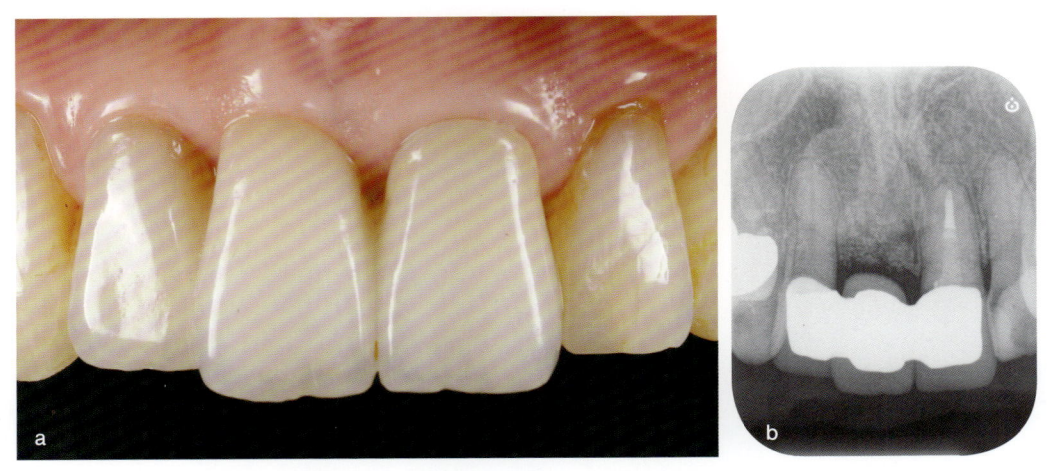

図2-20　最終補綴装置装着後の状態．ポンティック基底部の歯肉ボリュームを増すことで，より自然感のある補綴治療が可能となった．

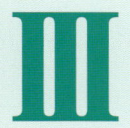

III

根面被覆における
上皮下結合組織移植術のテクニック

症例提示の前に：Step by Step

　上皮下結合組織移植術を成功に導くためには，基本的なひとつひとつのステップを確実に進めていくことがきわめて重要となる．言い換えれば，そのステップの積算そのものが本術式であり，どれも省略できないものであることを念頭に置いて取り組むべきである．

　特に審美領域で行われることの多い根面被覆術においては，さらにその技術，精度が求められるものであり，まずは基本的なステップを供覧し，各テクニックの紹介へと進めていくこととする．

Step 1

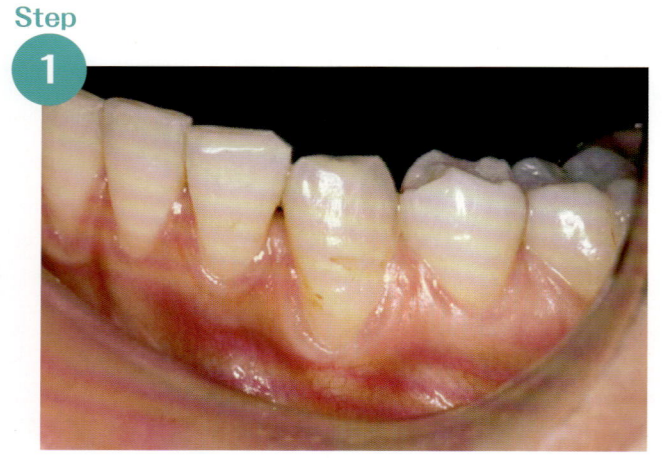

術前．

Step 2

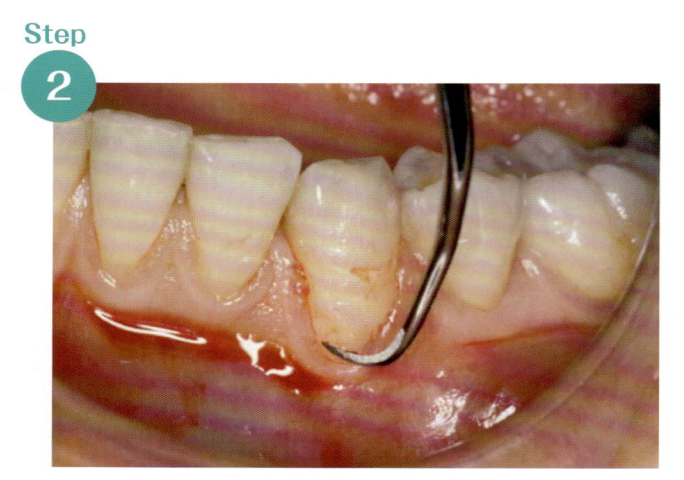

炎症起因物質の完全な除去．

Step 3

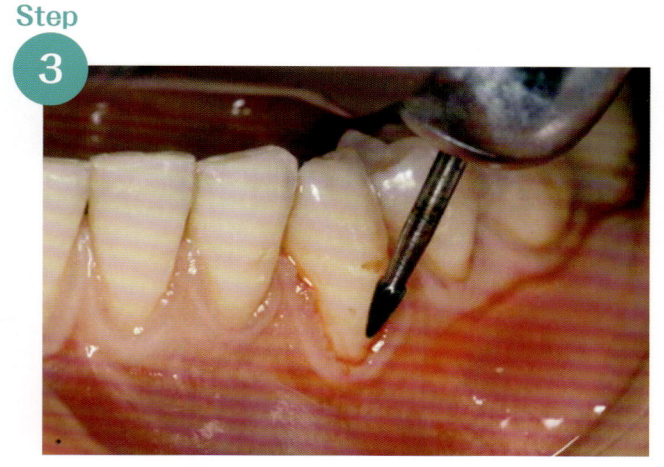

被覆予定の根面の形態を整える．

Step 4

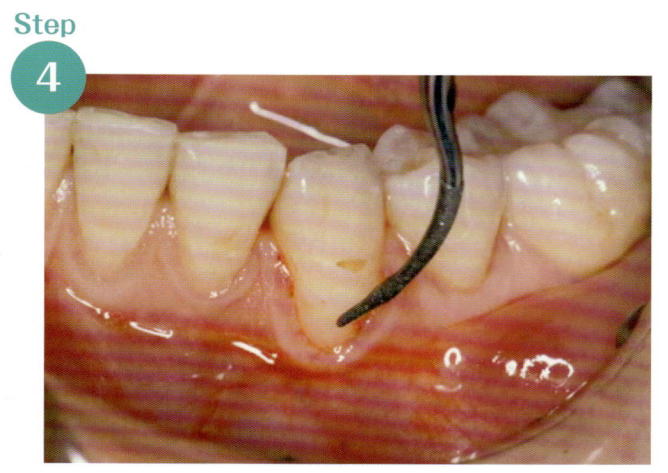

超音波器具などを用い，根面を確実に清掃する．

Step
5

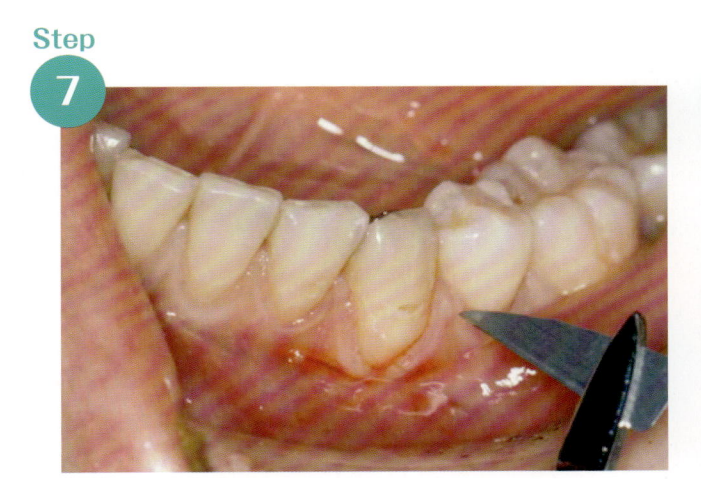

被覆根面を滑沢化する.

Step
6

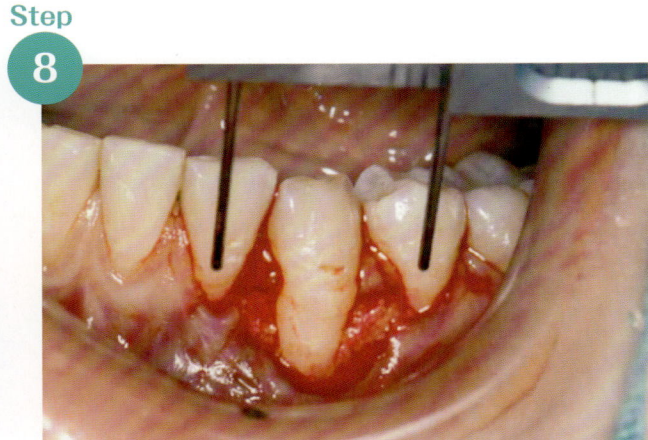

酸処理することにより，化学的に殺菌および清潔化する.

Step
7

被覆根面を滑沢化する.

癜痕化を避けるため，鋭利な刃で慎重に切開する.

Step
8

過不足のないよう，あらかじめ必要な組織量を計測する.

Step
9

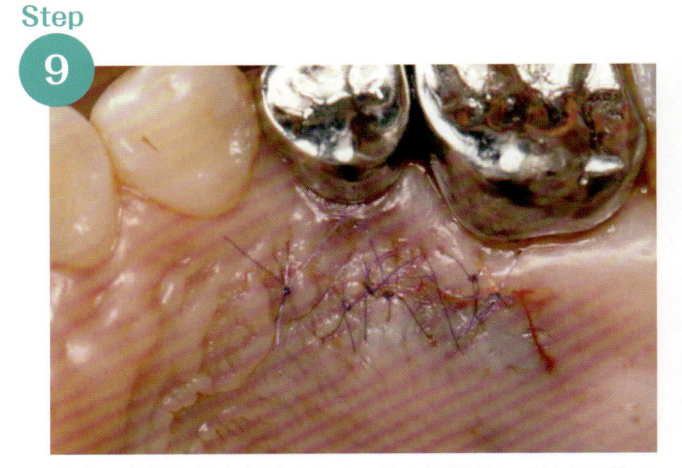

術後の良好な治癒を得るため，拡大視野下にて結合組織を採取する.

Step
10

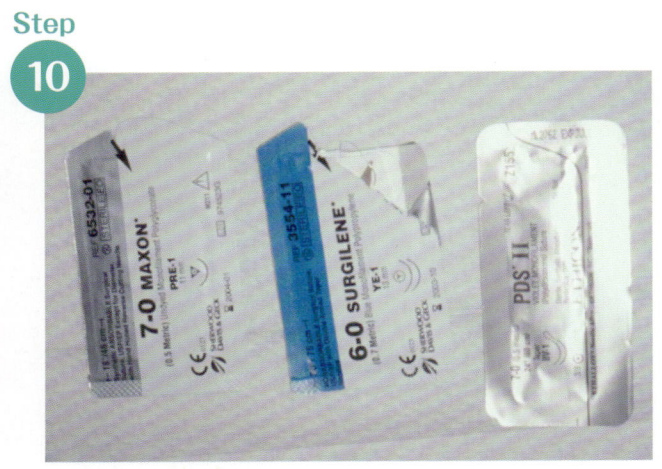

創面の完全な閉鎖および血液供給の確保のため，このようなモノフィラメント糸を使用する.

Step 11

拡大視野下にて確実に縫合することにより，瘢痕化を防ぐ.

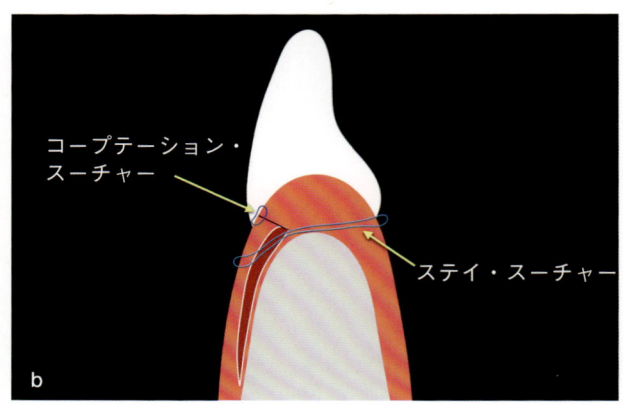

コープテーション・
スーチャー

ステイ・スーチャー

b

ステイ・スーチャーにてフラップ弁を歯冠側に固定かつ死腔を防ぎ，コープテーション・スーチャーで創面を確実に閉鎖する.

Step 12

抜糸時に良好な治癒を確認する.

Step 13

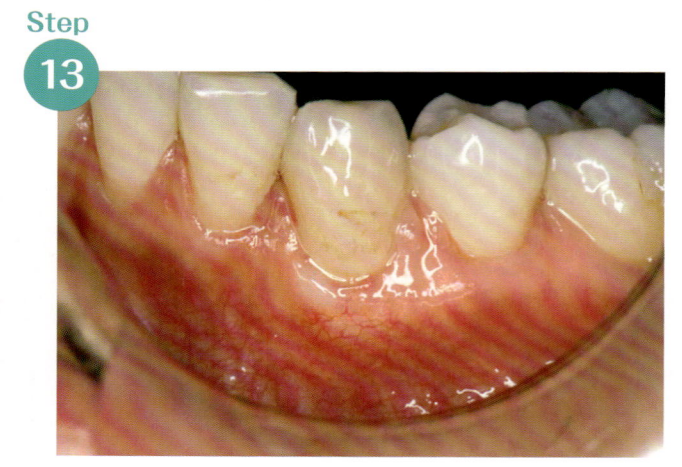

術後.

症例1-1　ダブルパピラテクニック（有茎移植弁下結合組織移植）

ダブルパピラテクニック

　露出している根面の両サイド（近遠心）から部分層弁にて根面を被覆し，結合組織を挟むことにより，前庭が浅くならず強固で色調もなじんだ歯周組織を獲得できる術式．欠点は，切開線が複雑で，縦切開を入れているために瘢痕治癒しやすい点．複数歯には不適である．

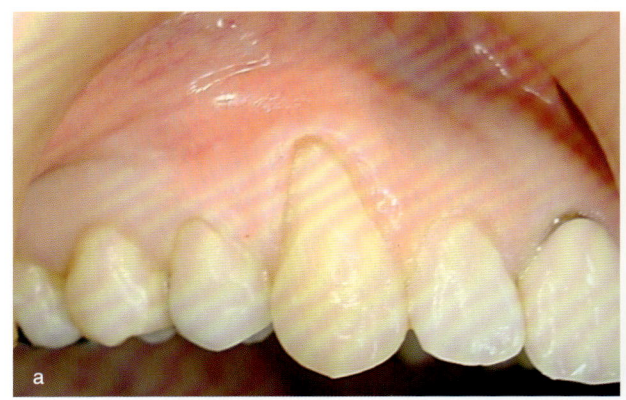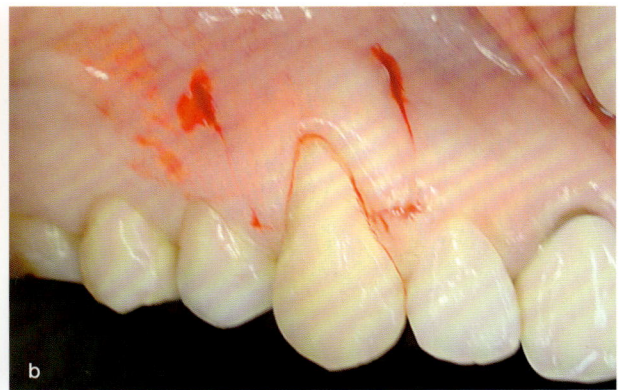

1　33歳，女性．非喫煙者．3|3歯肉退縮を主訴に来院．歯肉に炎症はなく，他部位の歯周ポケットは浅く，咬合関係も異常はない．過度なブラッシングによる歯肉退縮と判断する．患者に聞くと「口臭が気になりよく磨いていた」と言う．
3|部は Miller の分類Ⅱ級の歯肉退縮（**a**）．根面をスケーリング・ルートプレーニングし，必要ならばバーで研磨する．その後に手術部位の外形を設定し，部分層弁にて歯肉弁を形成する（**b**）．

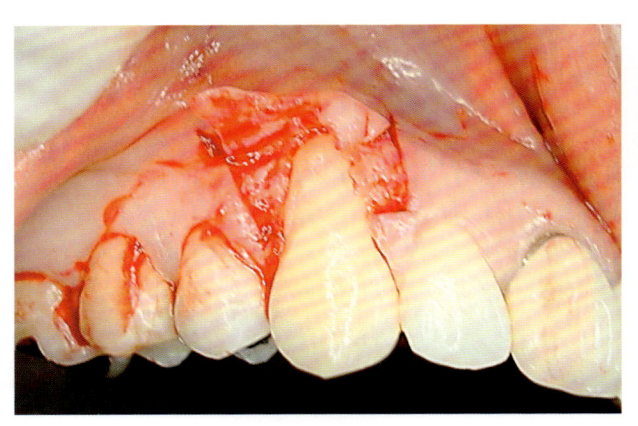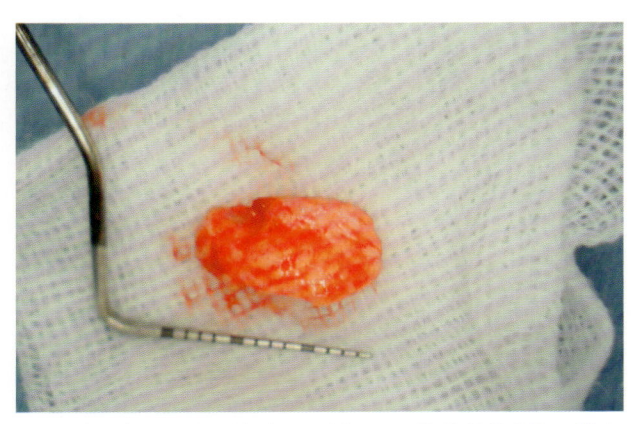

2　歯肉弁を翻転する．

3　結合組織を口蓋側歯肉から採取し，脂肪組織を取り除き被覆部の外形に合わせてトリミングを行う．

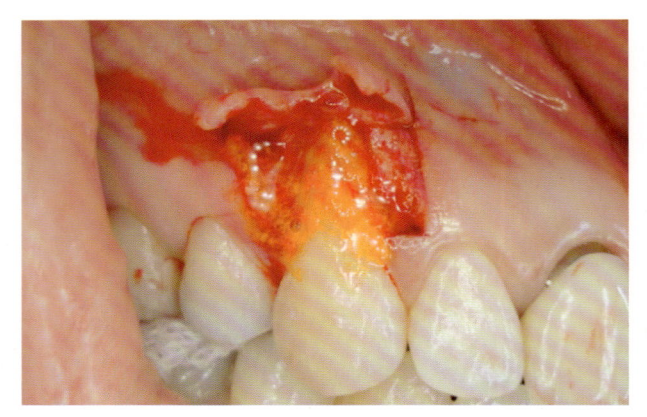

4 機械的処理に加えて，根面に化学的処理を施す（ミノサイクリンを2分塗布して化学的処理を行った）．

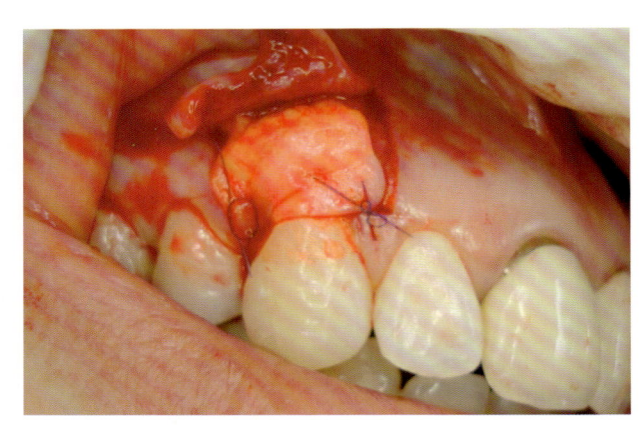

5 結合組織移植片を縫合する．ここでは歯間乳頭部にPDS II 6-0モノフィラメント縫合糸（ジョンソン・エンド・ジョンソン）を用いて固定している．

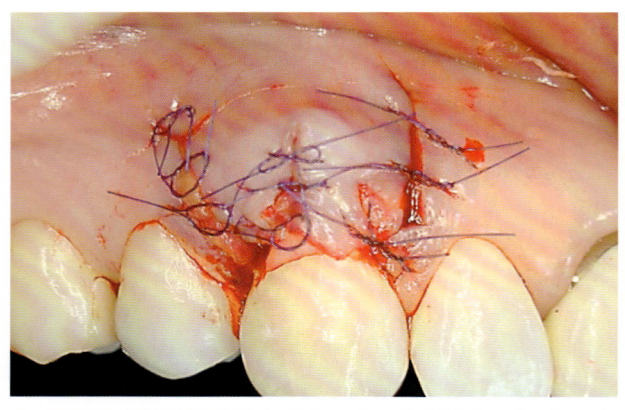

6 両側の歯間乳頭移動を行う．2つの有茎弁をPDS II 6-0モノフィラメント縫合糸を用いて縫合する．縫合は血行を阻害しないようにするため，テンションをかけずに注意して縫合する必要がある．

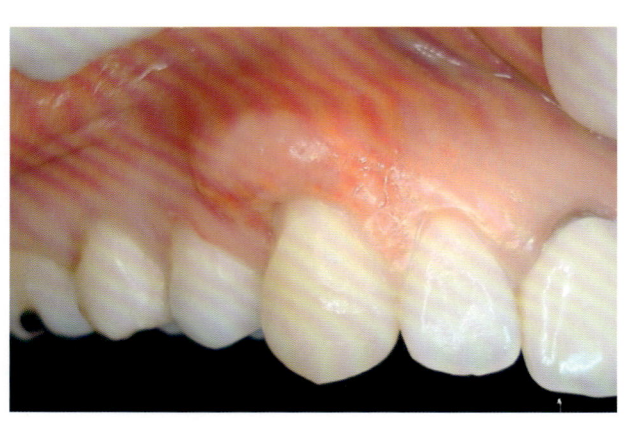

7 術後3週間．術直後と比べ少しボリュームが減少しているが，組織の厚みは確保できており，経時的に周辺組織となじんでくることが予測される．

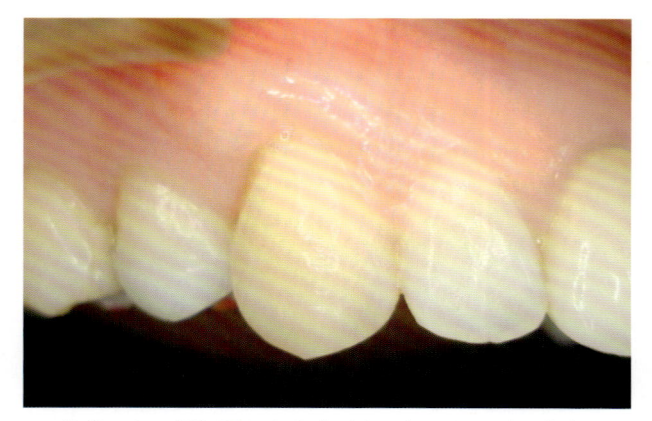

8 術後1年．縦切開した瘢痕が少し気になるが，安定した歯周組織が確保できている．

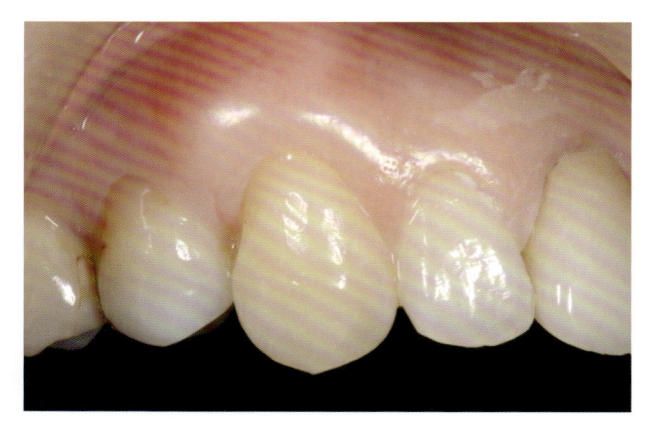

9 術後7年経過してもセメント-エナメル境まで根面被覆され，炎症・知覚過敏もなく，強固な歯肉が維持され安定し，色調も周囲と一致している．

症例2-1　モディファイドランガーテクニック①

モディファイドランガーテクニック

　1985年に Langer らが上皮下結合組織移植による根面被覆術を報告したのが，ランガーテクニックである．

　この方法は受容側の水平切開に加え，縦切開を必要とするため，治癒後，歯肉に瘢痕を形成し，審美的な問題を残すことが多い．そこで Bruno らは，縦切開を加えず，1本の水平切開のみで受容床を形成するモディファイドランガーテクニックを報告した．

　筆者らは，これをさらに改良した2本の水平切開（厳密には完全な水平ではなく楔状．本症例の*2*を参照）を入れ，結合組織を移植した後，部分層弁を歯冠側へ移動させる術式を主に用いている．この方法を用いると歯冠側への弁の移動が容易になり，移植片への血液供給の面でも有利になると考えられる．加えて，多数歯への応用が可能で，術式の難易度もそれほど高くはないことが利点である．

　欠点は，水平切開を加えるため術後の歯肉にわずかな瘢痕が残る可能性があることと，エンベロープテクニックに比べ治癒に時間がかかることである．

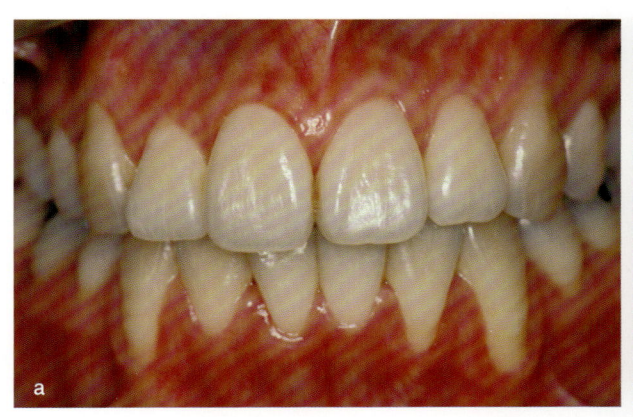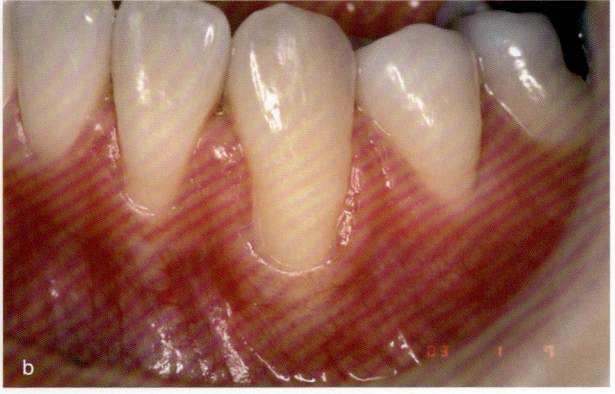

1　20代，女性．歯科矯正治療後，下顎両側性の歯肉退縮を主訴として来院．Miller の分類Ⅲ級．ペリオドンタルマイクロサージェリーによる根面被覆を計画する．

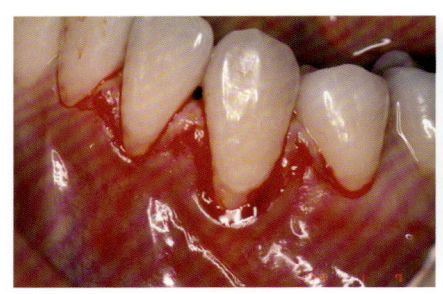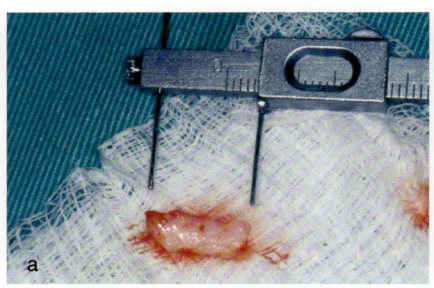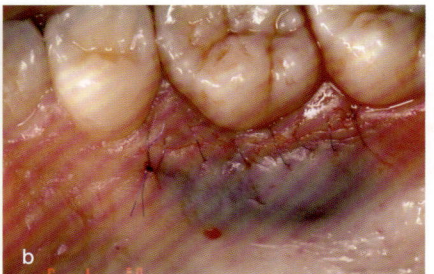

2　近遠心の歯間乳頭部にV字切開を行い，部分層弁を作製する．
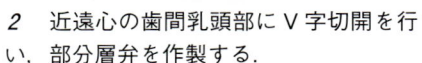

3　口蓋よりいわゆるトラップドアテクニックで結合組織を採取する．

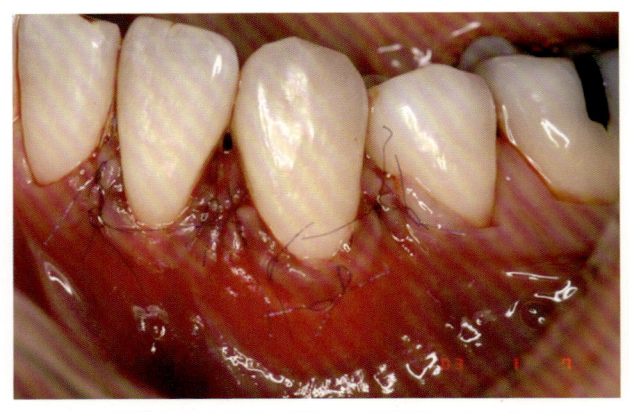

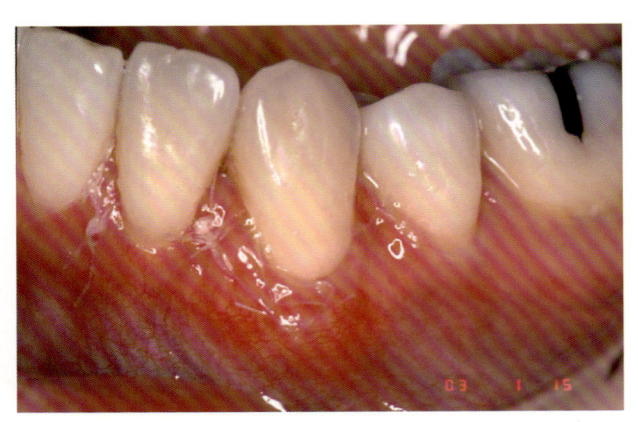

4 結合組織を部分層弁で覆い，歯冠側方向に弁を移動し 7−0 の吸収性縫合糸で縫合する．マイクロスコープを用いて処置することにより術後のフラップを安定させ，極力死腔のない外科処置が可能になるため歯周パックは行わない．

5 術後 1 週．上皮の治癒は順調であり，縫合糸は透明に変化している．

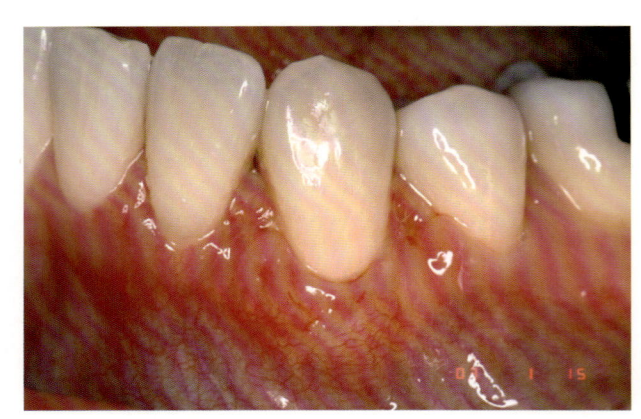

6 術後 2 週．腫脹や疼痛を引き起こすことなく，早期の治癒が得られている．

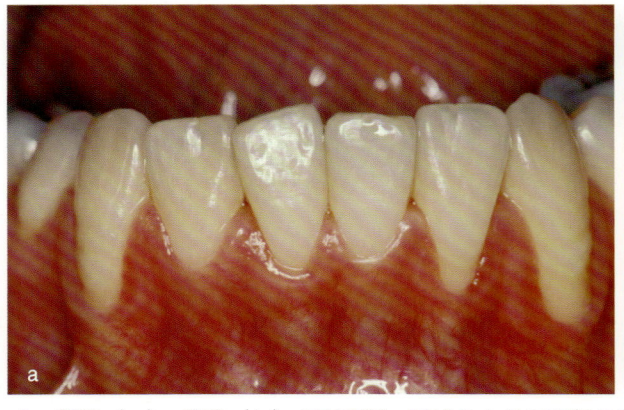

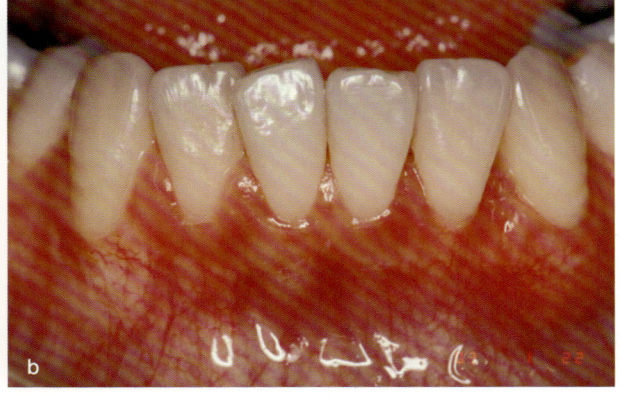

7 術前（a），術後（b）の正面観．前述のように術後の患者の不快症状が少ないことから，患者が根面被覆術を受け入れやすく，反対側に対しても同様の術式を積極的に受け入れてくれることとなった．

症例2-2　モディファイドランガーテクニック②

　モディファイドランガーテクニックは，本来，縦切開を入れない術式であるが，審美部位を避けて縦切開を入れることで，骨面をみることができ，切開の難易度を下げると同時にフラップ弁の可動域を上げることができる．

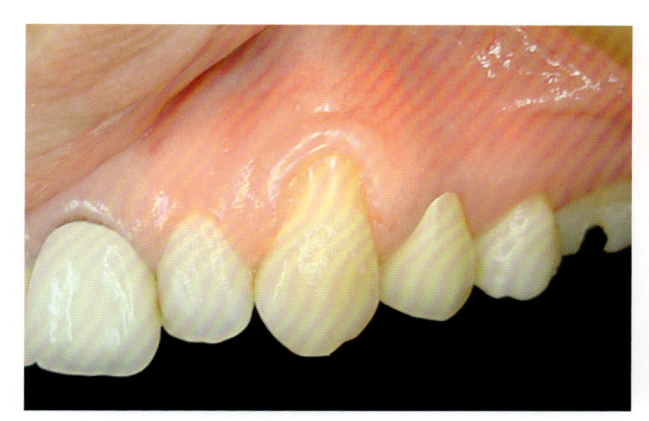

1　症例1-1と同じ患者の対側．33歳，女性，非喫煙者．主訴は|3における歯肉退縮である．

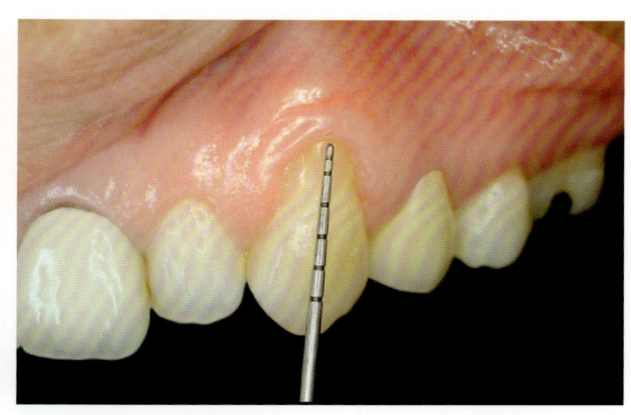

2　退縮量は当該歯のセメント-エナメル境より3.0mm程度であり，Miller の分類Ⅰ級である．したがって，当該歯の若干の唇側転位は認めるものの，根面被覆は十分に期待ができる．

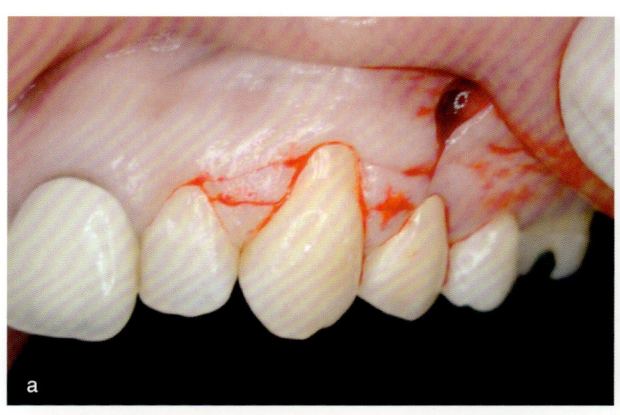

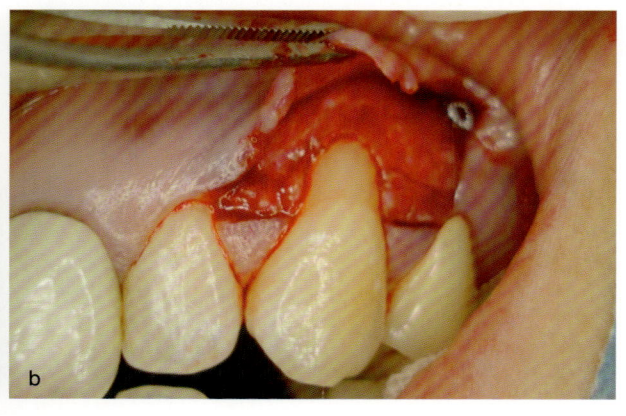

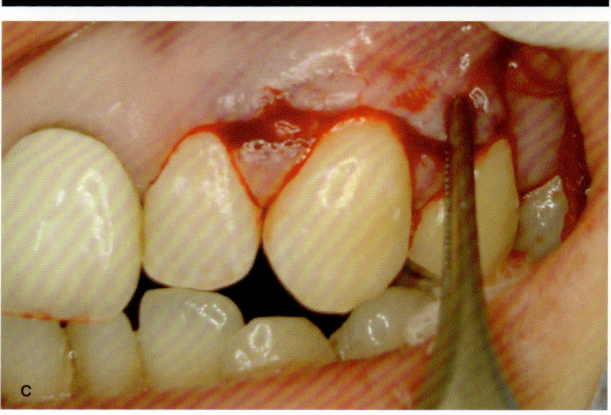

3　近遠心歯間乳頭下にV字切開を入れ，歯間乳頭下側上皮を除去し，歯肉弁が直線的になるように部分層弁を形成する（a）．フラップ弁を歯冠側に上げたときに創面がバットジョイントになるようにする．ここでは歯肉弁の操作性を上げ，十分な歯冠側移動を可能にするため，遠心部に縦切開を入れている（b）．均等な厚みのフラップ弁と骨が露出しないようにフラップ弁を形成する．フラップ弁が根面を被覆できる位置まで可動するか確認する（c）．

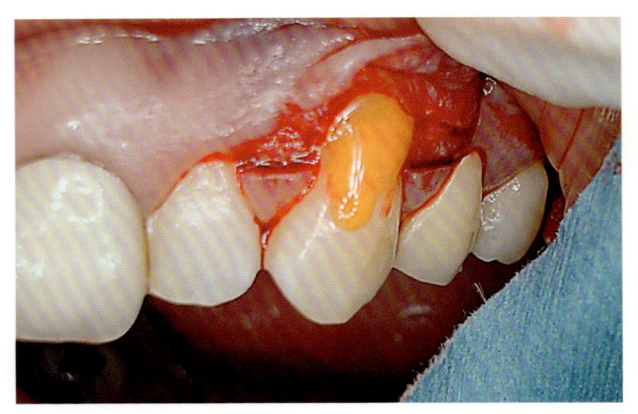

4 　機械的根面処理に加え，化学的根面処理を行う．クエン酸（pH1.0，3〜5分間）やミノサイクリン（3〜5分間），エムドゲイン塗布など，根面処理にはさまざまな薬剤が用いられている．

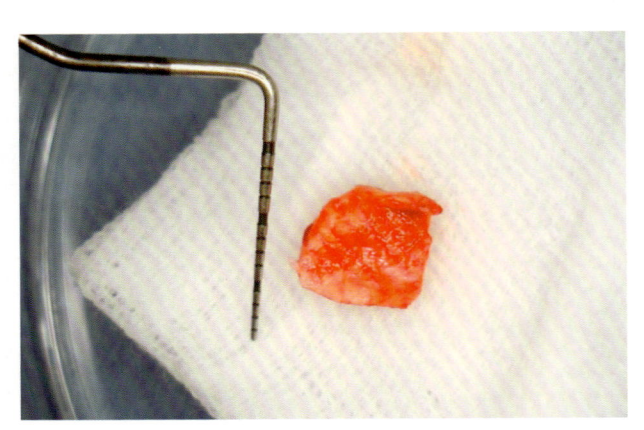

5 　結合組織を口蓋側歯肉から採取し，脂肪組織を取り除き，被覆部の外形に合わせてトリミングを行う．

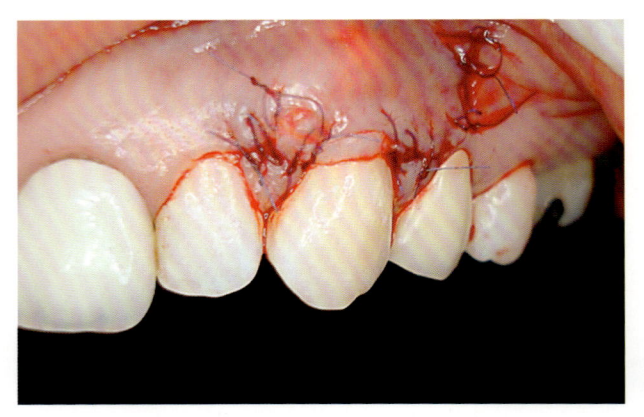

6 　結合組織を歯肉弁下に位置させると同時に，Ｖ字切開を閉じるように弁を歯冠側に移動させ縫合する．この時，弁に過剰なテンションがかかっていてはいけないが，移植部位は完全に閉鎖創になるようにする．

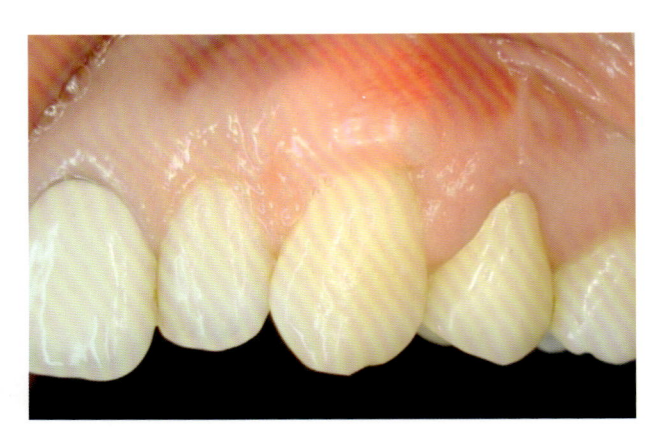

7 　術後3週の状態．周辺組織となじみ，形態が整ってきた．

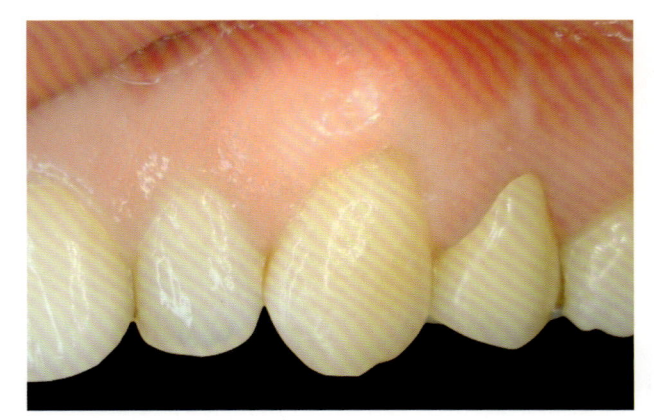

8 　術後1年の状態である．歯頸ラインのみならず，根面被覆部の歯肉の厚みを含めて安定している．

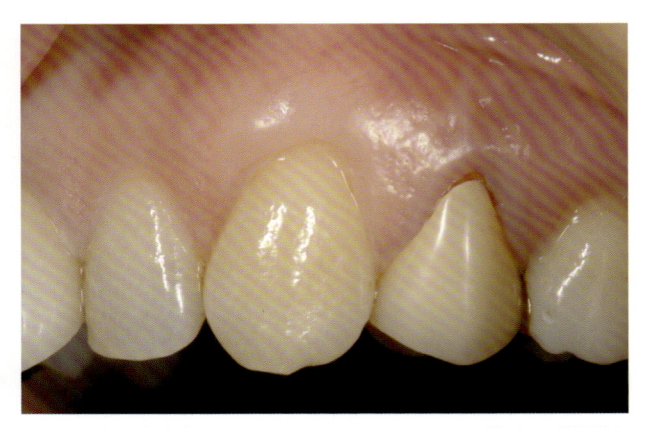

9 　術後7年経過してもセメント－エナメル境まで根面被覆されている．炎症や知覚過敏もなく，強固な歯肉が維持され安定し，色調も周辺と一致している．

症例2-3　モディファイドランガーテクニック③

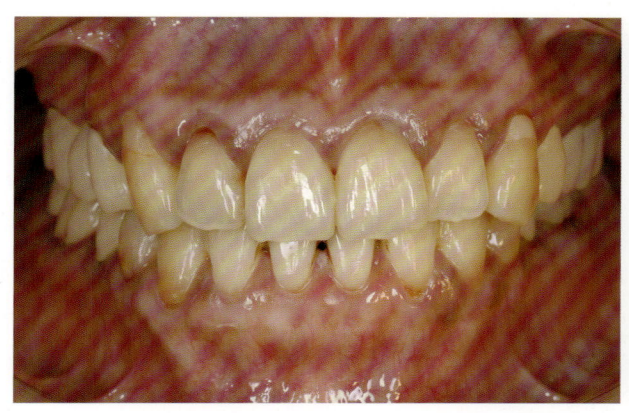

1　50代，女性．Miller の分類Ⅱ級．歯科矯正治療を含めた咬合再構成症例．初期治療を完了し，臼歯部にはプロビジョナルレストレーションが装着されている．

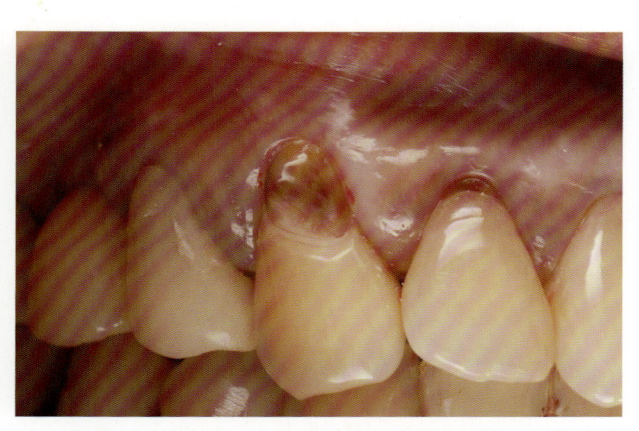

2　患者は 2| および 3| の歯肉退縮の改善を希望．3|部の充填物を除去．

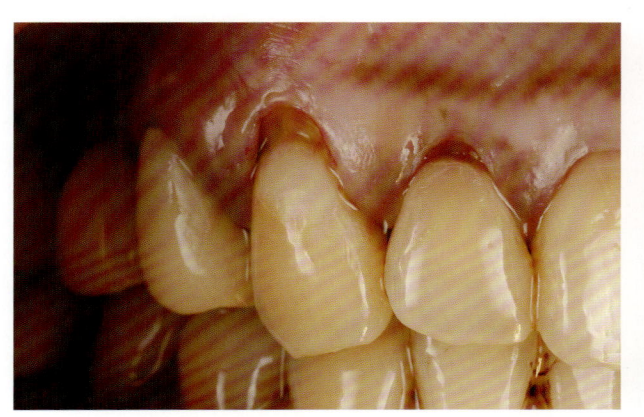

3　3|の本来のセメント−エナメル境を想定した再治療を行う．実質欠損を有する際は，事前にコンポジットレジンなどを用い，形態修正しておくことで，ゴールが想定しやすくなる．

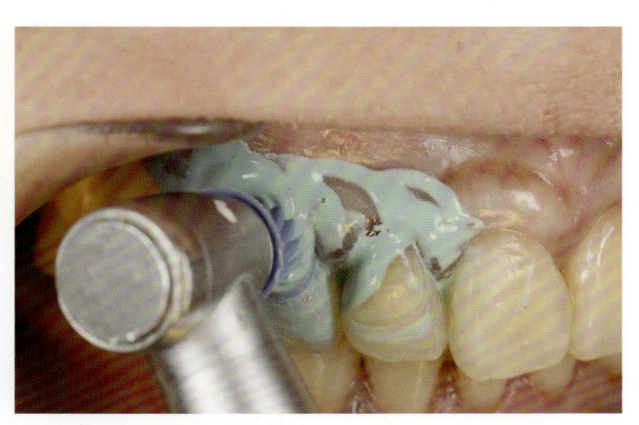

4　歯面，根面および充填物に対し，十分な研磨を行う．

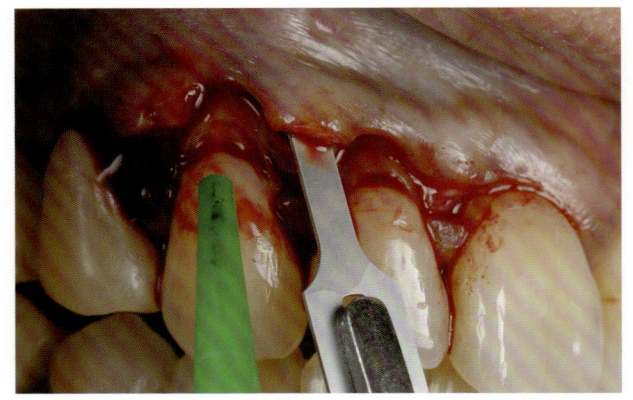

5 2|および3|の近遠心歯間乳頭下に水平切開を入れ，慎重に部分層弁を形成する.

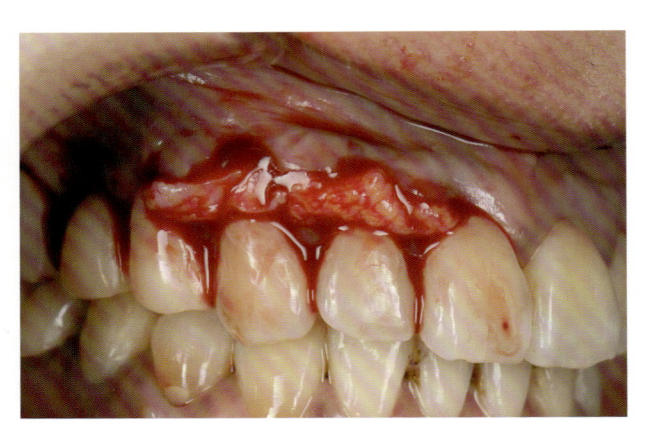

6 口蓋部より採取した結合組織をトリミング後，移植部に塡入.

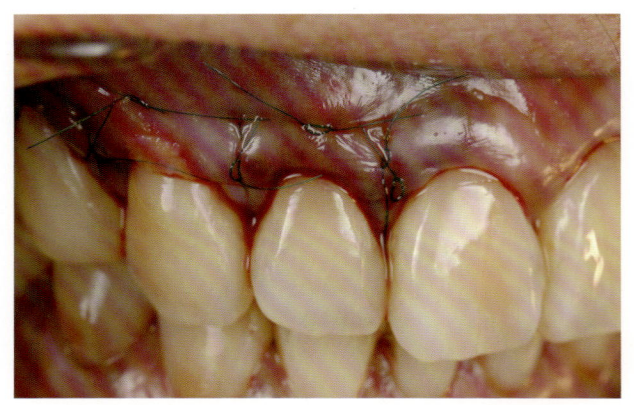

7 移植組織の固定およびフラップ弁の歯冠側懸垂固定を目的とした縫合を行う．その際，フラップ弁に過剰なテンションが生じないよう留意する.

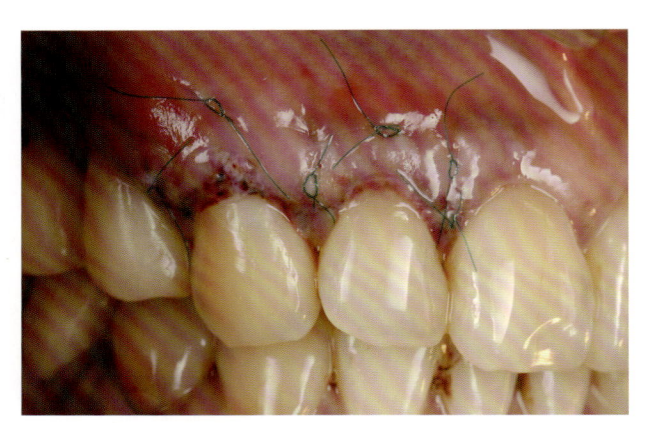

8 術後1週．縫合部の状態からフラップ弁へのテンションはなく，経過良好である.

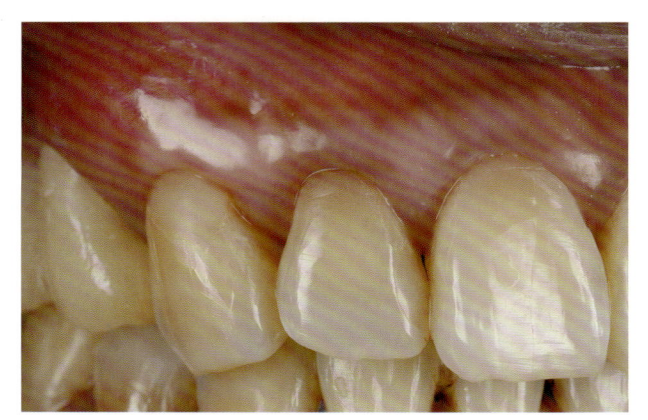

9 術後2カ月．瘢痕の消失傾向，血管叢の成熟も認められ，経過はおおよそ良好である．移植により十分な厚みの結合組織を獲得できている.

症例3-1　エンベロープテクニック

エンベロープテクニック

　根面被覆の対象歯および隣在歯に歯肉溝切開を加え，袋状の部分層弁（エンベロープ）を形成し，歯肉溝から結合組織を挿入して，縫合，固定する術式である．水平切開，縦切開を加えないため，術後の瘢痕治癒は起こりにくく，より審美的な治癒が期待できる．さらに，治癒期間も短いという利点がある．

　ランガーテクニックに比べ，術式の難易度は高いのが欠点と言えるが，マイクロスコープなどを用い拡大視野下で行うことで，確実な処置が可能となる．

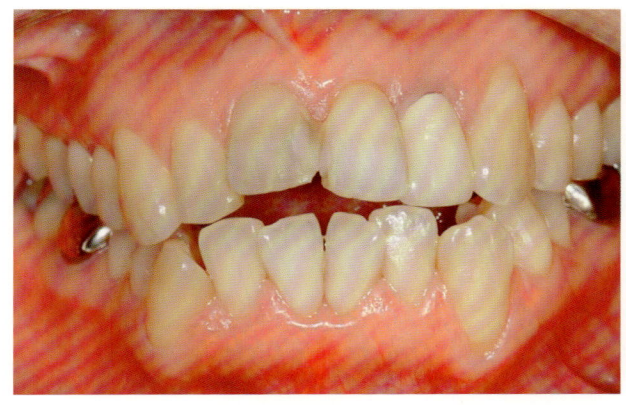

1　30代，女性，|2の審美障害を主訴に来院．一口腔単位での修復治療の長期予後を考慮すると，歯科矯正治療を含めての総合的な治療が望ましいと判断された．

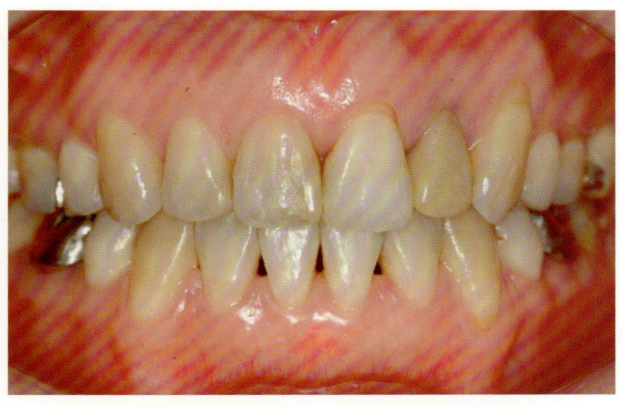

2　全顎的矯正治療終了時．上顎左側前歯部の歯肉退縮を認める．|2は補綴を予定している．

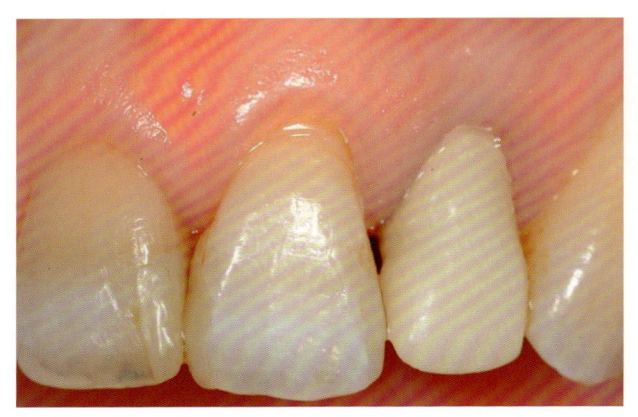

3　|2をプロビジョナルレストレーションに置換し，まずは|1部の根面被覆を行うこととした．

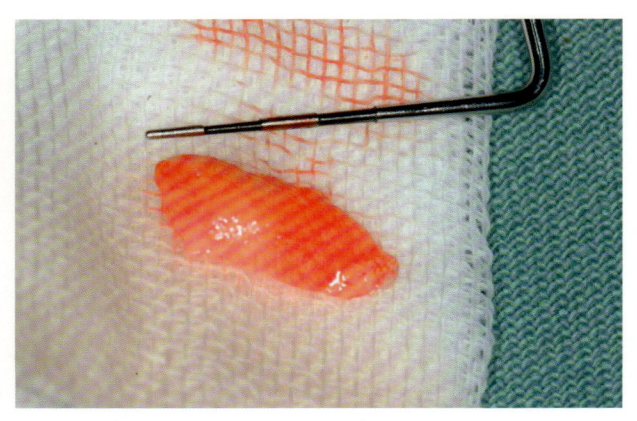

4　口蓋部の供給側よりトラップドアテクニックにて結合組織を採取．厚みや幅の確認とともにトリミングを行う．

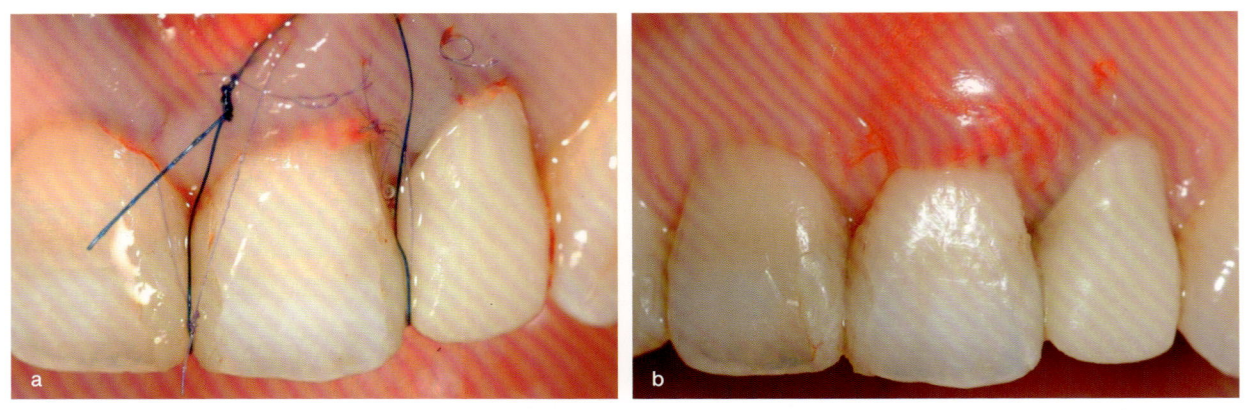

5 受容側はクレセントナイフなどを用いて歯肉弁が歯冠側へ十分に引き上げられるようにエンベロープを形成し，その中に結合組織を滑り込ませる．その後，7-0モノフィラメント縫合糸などを用い，歯肉弁を歯冠側へ懸垂する形で縫合する（a）．bは抜糸時.

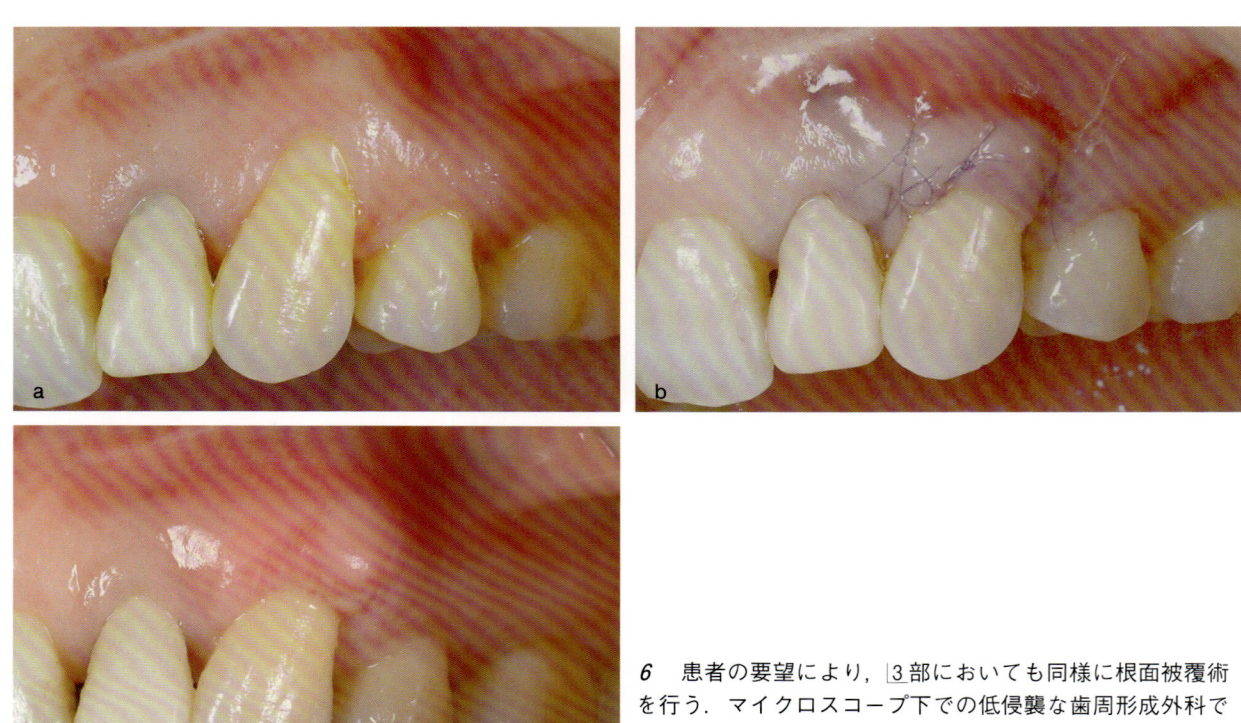

6 患者の要望により，⌴3部においても同様に根面被覆術を行う．マイクロスコープ下での低侵襲な歯周形成外科では疼痛や腫脹がなく，患者も受け入れやすいことが当処置でもわかる.
a：術前，b：術直後，c：抜糸時

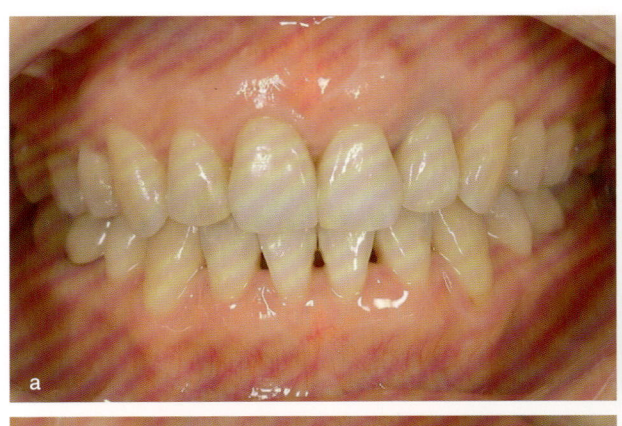

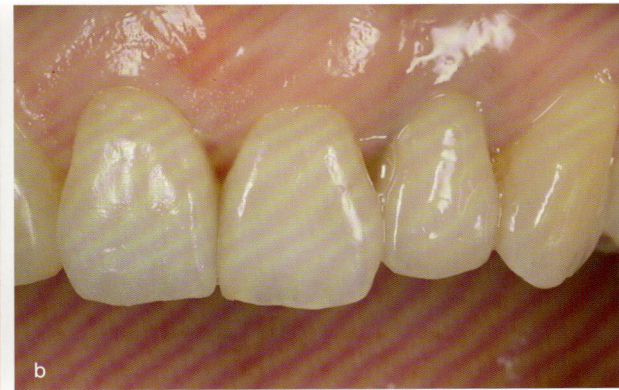

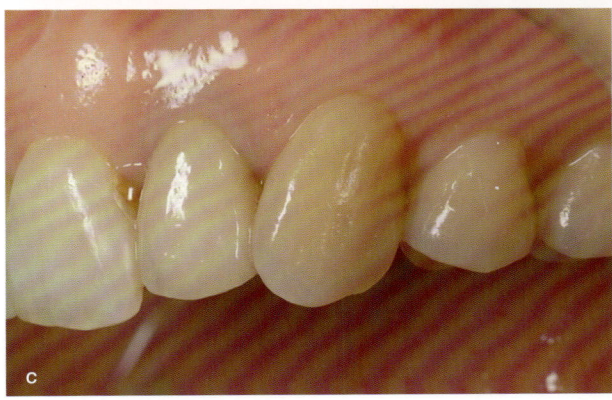

7 　根面被覆術後の歯肉の安定を確認し，⌊2への補綴治療を終えた正面観（**a**）および施術部の拡大像（**b・c**）．

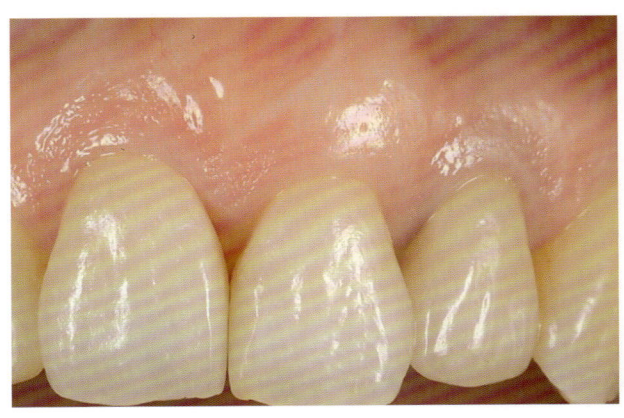

8 　術後3年が経過し，良好な状態が維持されている．術直後にはみられなかったスティップリングも認められ，移植部の組織が成熟していることが確認できる．

症例4-1　トンネルパウチテクニック

トンネルパウチテクニック

　歯肉溝からメスを入れ，歯間乳頭を裂開しないように，十分な移植片が入るスペースを形成し，部分層弁を歯肉歯槽粘膜境を越える付近まで作製して結合組織を塡入する．利点は，受容側の血液供給が豊富に確保できるため移植片が術後壊死する確率が少なくなること，歯肉表面に切開線がないため瘢痕組織がなく高い審美性を獲得できることである．1歯から多数歯に対応可能である．欠点は術野が明視野でないために術式の難易度が上がる．

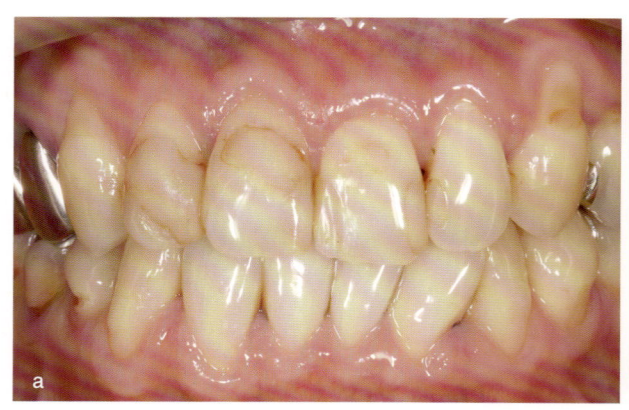 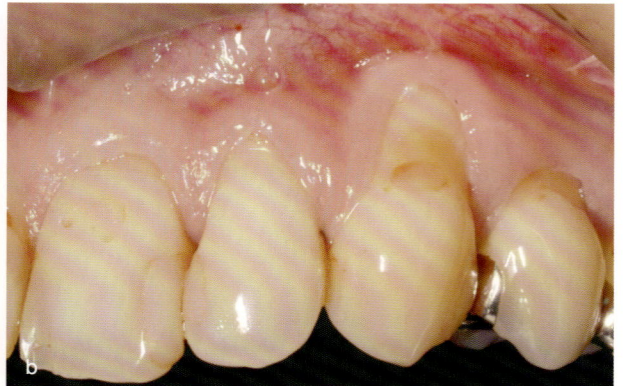

1　39歳，男性，非喫煙者．前歯の審美障害を主訴に来院．以前喫煙していた時，ヤニ取り専用の歯磨剤と硬めの歯ブラシを使用していた．状態は不適合な充塡物と歯肉退縮による歯頸ラインの乱れのため，著しい審美障害を呈している．そのため，根面被覆術によって歯頸ラインを整え，審美修復を行う治療計画を提案し同意を得た．3| は Miller の分類Ⅱ級，3〜1|2 は Miller の分類Ⅰ級．また，叢生を伴う上下顎前歯部に著しい歯肉退縮が認められる．特に2|2 および3|3 に連続した根面露出がある．幸い歯根間距離があり，歯間乳頭の位置が高いため，トンネルパウチテクニックにて1回の手術で対応できれば，患者への負担を最小限にすることができる症例である．トンネルパウチテクニックによる上皮下結合組織移植術ならびに 2+2 はポーセレンラミネートベニアを作製する計画を立てる．

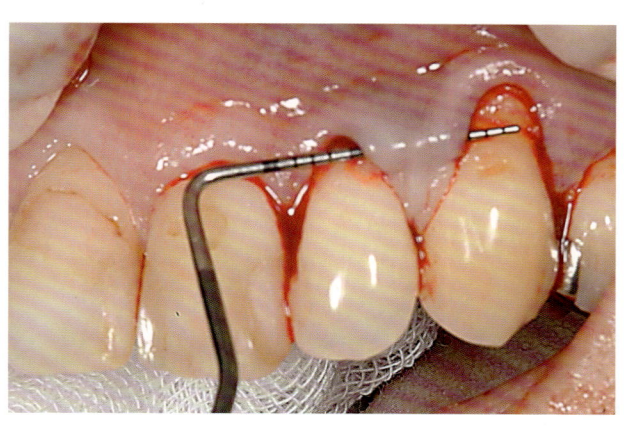

2　歯肉溝からメスにてパーフォレーションしないよう慎重に部分層にてパウチ形成を根尖側に進めていき，受容側歯肉が十分なスペース及び可動するか確認する．

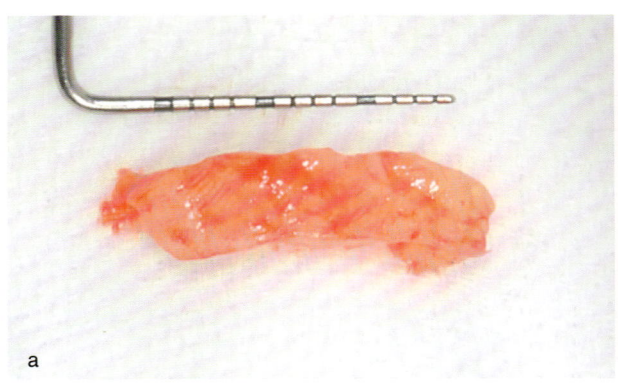
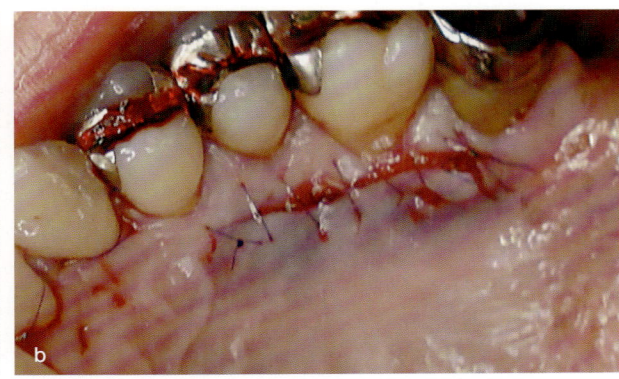

3　口蓋より採取した十分な大きさの結合組織（a）および供給側の連続縫合による術後像（b）．長期経過を観察した経験上，移植片が露出する際，被覆する根面面積の約5倍の結合組織が必要となる．

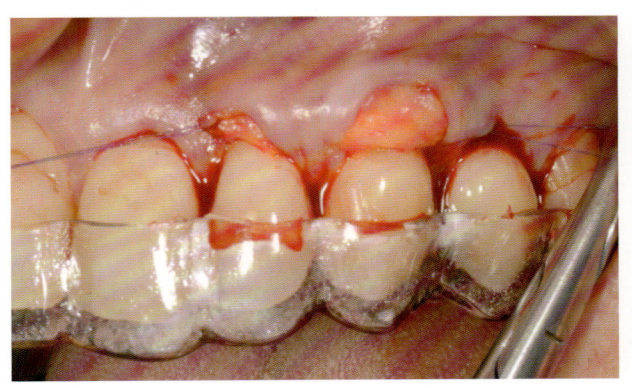
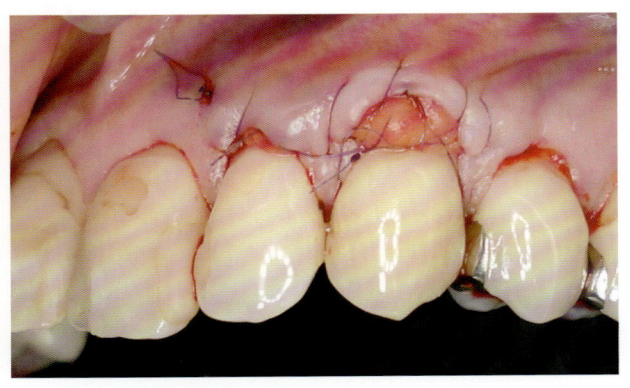

4　トリミングした結合組織を歯間乳頭下の歯肉弁をくぐらせるように滑り込ませる．結合組織採取部位にはボスミンガーゼを外科用止血シーネで圧迫しながら処置を進める．

5　結合組織を適切な部位に適切な形で固定し，歯肉弁とともに縫合，固定する．術後，シーネはできる限り装着していただき，抜糸まで術部は洗口剤だけで洗浄し，抜糸後は軟毛ブラシで早い段階で軽くブラッシングするよう指導を行っている．

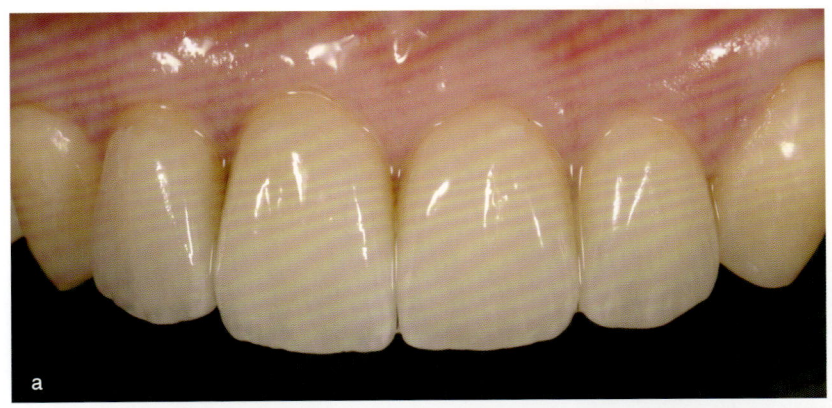

6　術後の歯肉の安定を確認した後，2＋2 は補綴修復にて機能と審美性を回復した．2＋2 ポーセレンラミネートベニアは井上陽介・歯科技工士が作製．

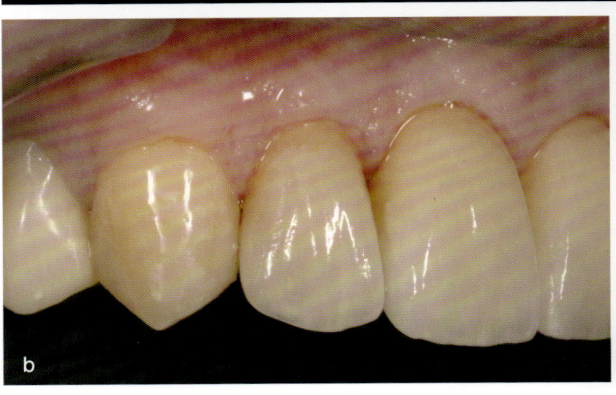
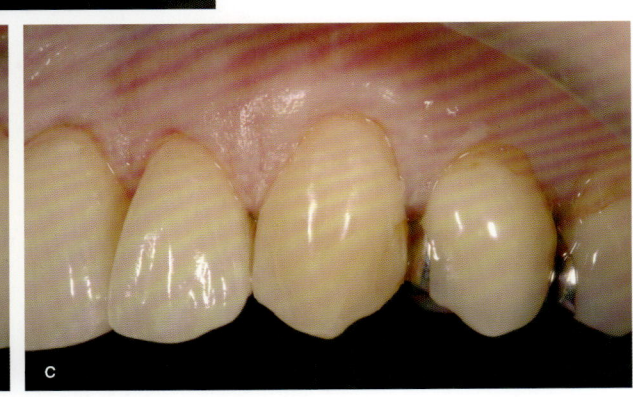

IV

より良い結果を求めるための
アイテム

武井則之

I マイクロスコープの活用

　手術用マイクロスコープの臨床応用は医科において1950年代から始まり，歯科では1980年代になって応用されるようになった，と言われている．特に歯内療法においては初期からその有用性が認められており，中でも歯根端切除に関する研究では，マイクロスコープ使用時と不使用時を比較すると，疼痛および腫脹などの不快症状が消失するまでに要する期間に，有意に差があることが報告されている[11]．

　筆者らは歯周形成外科治療においても，マイクロスコープを使用している．マイクロスコープを使用した歯周形成外科治療は「ペリオドンタルマイクロサージェリー」と呼ばれ，創傷治癒の速さやその過程において疼痛や腫脹が小さく，侵襲が少ない方法（表4-1・表4-2）として広まりつつある．特に審美歯科領域におけるペリオドンタルマイクロサージェリーは，上皮下結合組織移植術後の瘢痕の少なさからその有用性は明らかである．もちろん，それにはマイクロサージェリーに関する十分なトレーニングが欠かせないことは言うまでもない（図4-1を参照）．

　最もマイクロスコープの有効性が発揮される“少ない瘢痕治癒”を達成するために重要なことは「一次治癒」させることであり，拡大視野下にて挫滅創のない鋭利な切開を加えることから始まる．さらには，フラップをテンションフリーな状態にして創面を一次治癒させる縫合を行うといった術式は，マイクロスコープやそれに準ずる拡大装置なくしては難しいと思われる．

　以下に，筆者らがペリオドンタルマイクロサージェリーの際に使用するアイテムとその特徴を述べる．器具・器材を選択する際の参考にしていただければ幸いである．

表4-1　Goals of Microsurgery

・Altraumatic Technique（非侵襲的手法）
・Primary Wound Closure（早期創面閉鎖）
・Primary Wound Healing（早期創傷治癒）

Shanelec DA のご厚意による

表4-2　Advantages of Microsurgery

・Rapid Healing（治りが早く）
・Minimal Pain（痛みも最小限で）
・Patient Acceptance（患者に受け入れられやすい）

Shanelec DA のご厚意による

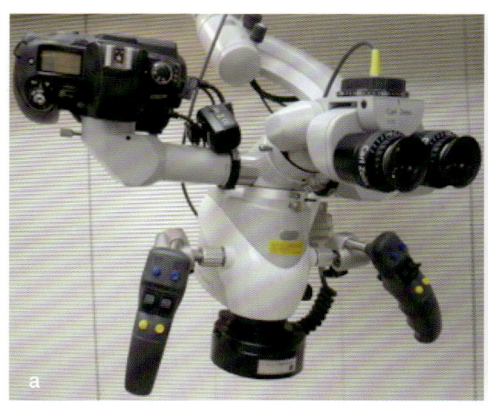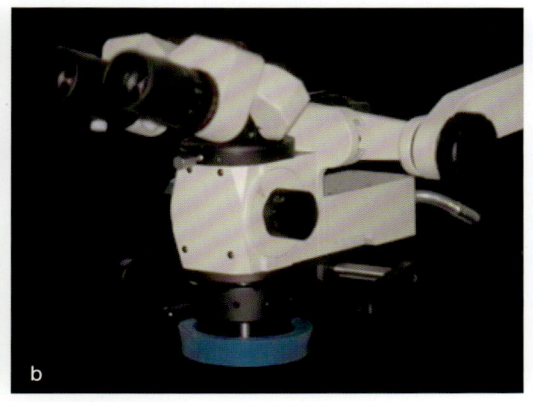

図4-1　マイクロスコープ（a が Carl Zeiss．b が Grobal）．
人間の裸眼で確認できるのは0.2mm（200μm）程度であると言われている．より精緻な処置が求められる歯周形成外科治療においては，広く明るい視野での処置を可能とするマイクロスコープは大変有用である．しかしながらマイクロスコープは決して「魔法の道具」ではなく，日常臨床において補助的な役割を果たすツールであり，トレーニングはもとより術前の診査・診断や術式の選択などが重要であることは言うまでもない．

マイクロスコープ下での上皮下結合組織移植術に際して用いる特殊な器具・器材

【マイクロサージェリー用インスツルメント（チタン製を推奨する）】
- ・眼科用カミソリ（フェザー安全剃刀，**図4-2**）
- ・マーチンブレードブレーカー（茂久田商会 製品番号10-094-13-07，東京歯材社，**図4-2**）
- ※・クレセントナイフ（オムニトーム）2.0mm（東京歯材社 #74-1000直，**図4-3**）
- ※・ミニクレセントナイフ（コブラヘッド）1.27mm（東京歯材社，**図4-3**）
- ※・マイクロ用フォーセップス（茂久田商会 製品番号12-580-18-09，**図4-4**）
- ※・マイクロ用持針器（茂久田商会 製品番号20-021-18-09，**図4-4**）
- ※・マーチンハサミ（茂久田商会 製品番号11-717-18-09）
- ※・針付縫合糸，※6-0，7-0（ジョンソン・エンド・ジョンソン，**図4-5**）
- ・ヴァナス氏水晶嚢切開剪刀（イナミ S-615S（直），**図4-6**）
- ※・替刃 No.15（フェザー安全剃刀）
- ※・替刃 No.390（フェザー安全剃刀，**図4-7**）南　昌宏先生開発
- ※・替刃メス・ハンドル No.3（YDM，**図4-8**）
- ※・丸形チタンハンドル DF-160S-3（フェザー安全剃刀，**図4-9**）
- ※・コルク板（**図4-10**）

【薬品・薬剤】
- ※・ボスミン・ガーゼ（必ず濃度を希釈して用いること）
- ※・吸収性コラーゲン膜（例：Collagen Patch：白鵬，インプラテックス，**図4-11**）

（※は口蓋側からの結合組織採取に使用する器具と薬品）

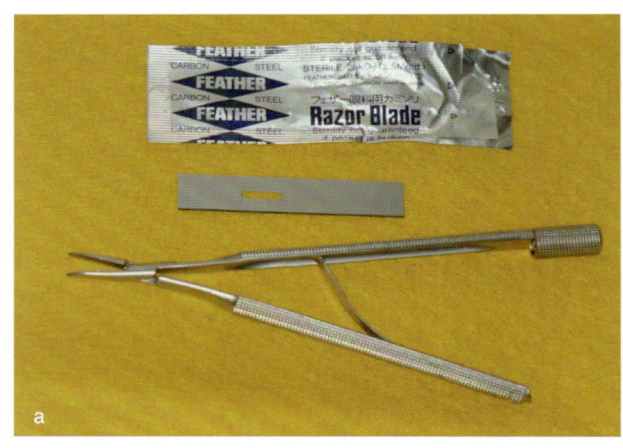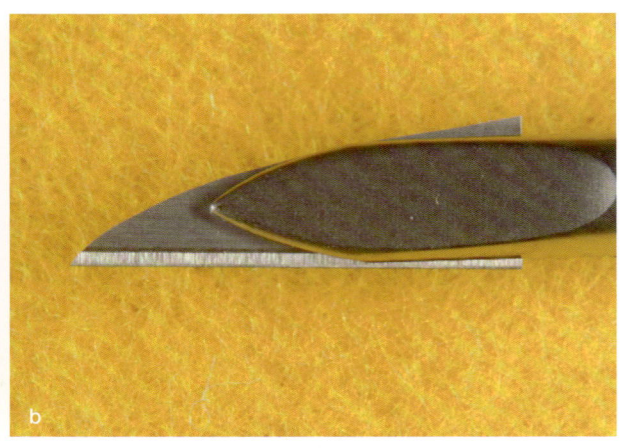

図4-2　眼科用カミソリ（フェザー安全剃刀）およびブレードブレーカー（茂久田商会　製品番号10-094-13-07，東京歯材社）.
主に眼科で使用するカミソリをブレードブレーカーにて割り（a），その鋭利な刃をメスとして使用する（b）.
割れたガラス片が非常に鋭利であることをイメージしてもらえるとよい.

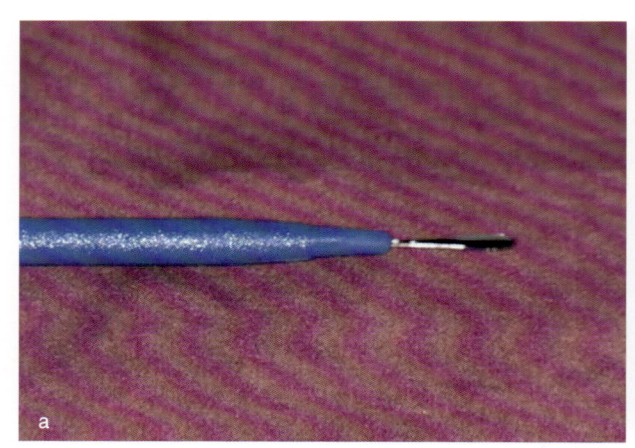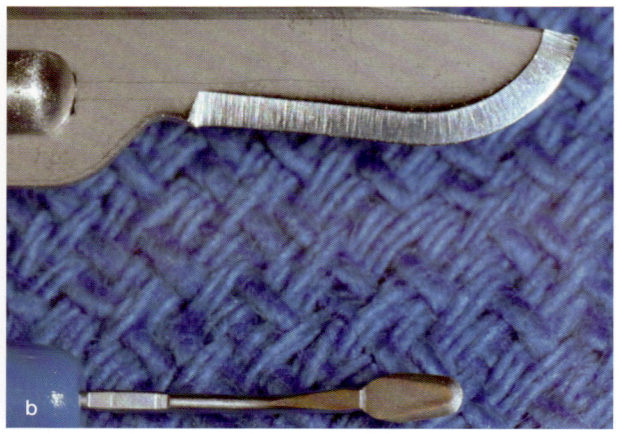

図4-3　クレセントナイフ（オムニトーム）（東京歯材社 #74-1000直）とミニクレセントナイフ（コブラヘッド）（東京歯材社 #74-6910曲）.
これも眼科用のブレードだが，先端を囲むような刃になっており，主にエンベロープフラップなど小さな切開から歯肉深部へアプローチすることに適している.

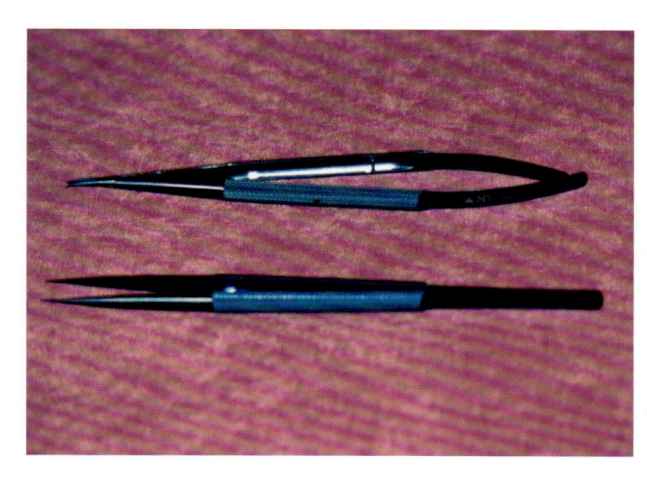

図4-4　カストロビージョタイプの持針器およびピンセット（茂久田商会　製品番号20-021-18-09，12-580-18-09）.
繊細で緻密な動きが求められるマイクロサージェリーにおいて，インスツルメントも眼科で使用されるものを転用している.拇指，人差し指，中指を用い，器具を回転させる動きを利用できる形状が望ましい.作業部位と把持部位にはある程度の距離があり，視野を邪魔しないものを選ぶ.

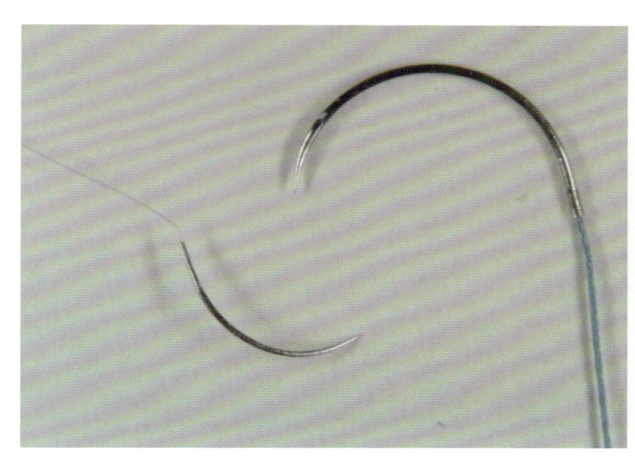

図4-5 針付縫合糸（ジョンソン・エンド・ジョンソン）．
図は PDS Ⅱ．他のモノフィラメント糸に比べ，長期にわた
る抗張力保持期間や弾性力を抑えた結紮の操作性に勝る．
基本的には 6-0，7-0 または 8-0 のモノフィラメント糸
を使用するが，歯間乳頭部などの縫合にはこの程度の細いも
のでなければならない．一般的に拡大視野下において創面を
バットジョイントで閉鎖するが，テンションがかかるのを極
力避け，2 重-2 重の English surgeon's knot で縫合する．
現在は 6 種類の細菌に対する抗菌性を有する PDS PLUS に
代わっている．

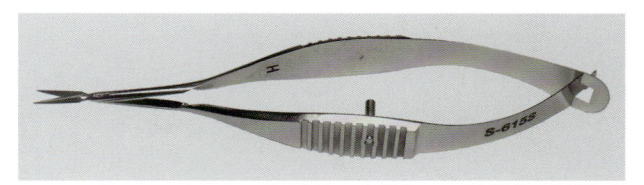

図4-6 ヴァナス氏水晶嚢切開剪刀（イナミ S-615S（直）．
S-615A（曲）は廃盤）．
眼科用剪刃．採取した結合組織のトリミングや受容側の細
部の調整に用いる．数種類の型がある．

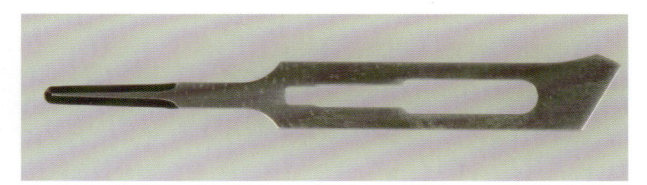

図4-7 替刃 No.390（フェザー安全剃刀）．
南 昌宏先生が開発したブレード．口蓋側の結合組織採取
の際の四次切開に主に使用する．刃厚：0.38mm，先端
幅：1.3mm，片面刃．

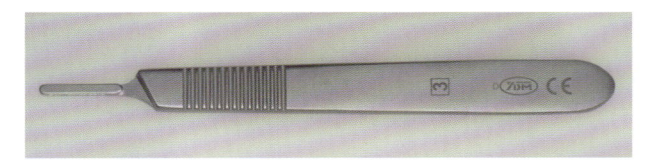

図4-8 メス・ハンドル No. 3（YDM）．
No.15 の替刃を把持するために広く使用されているハンド
ル．

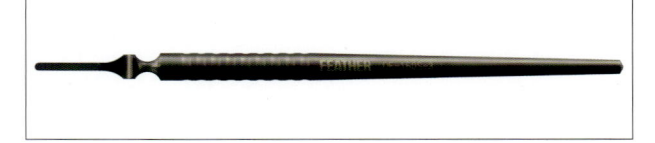

図4-9 丸形チタンハンドル DF-160S-3（フェザー安全剃
刀）．
No.390 の替刃に使用する．組成：チタニウム合金．

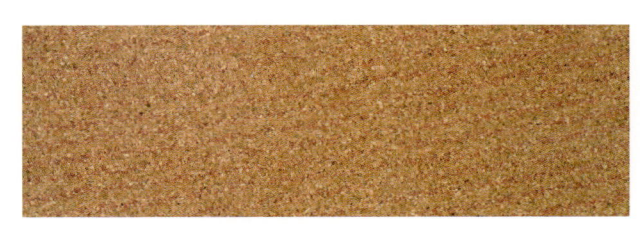

図4-10 コルクボード（市販品）．
採取した結合組織をこの上でトリミングする．乾燥してい
ると水分を吸収してしまうので，滅菌生理食塩水中に浸漬
しておくとよい．

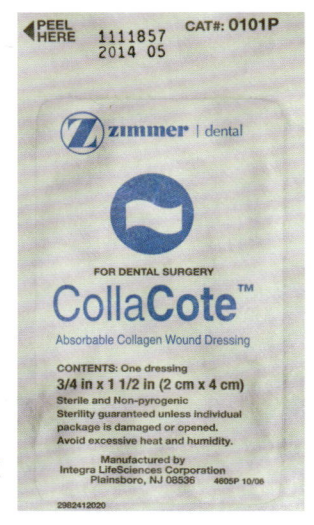

図4-11 コラーゲン膜（白鵬，インプラテックスほか）．
図は CollaCote．創傷治癒を促進し，約 10～14 日で吸収
される．

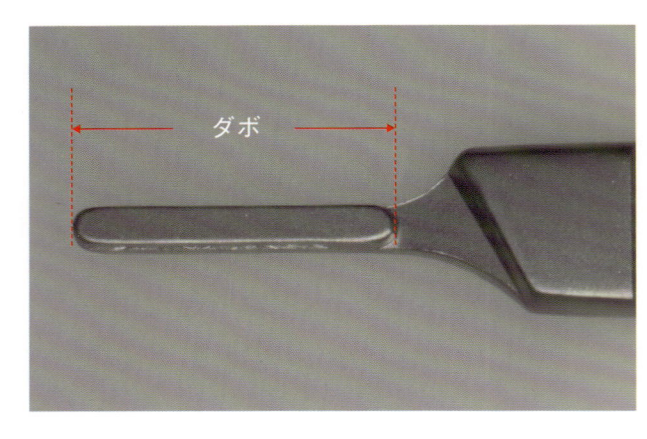

図4-12　No.3のメス・ハンドル（YDM）の"ダボ". 替刃を装着する部分を"ダボ"という.

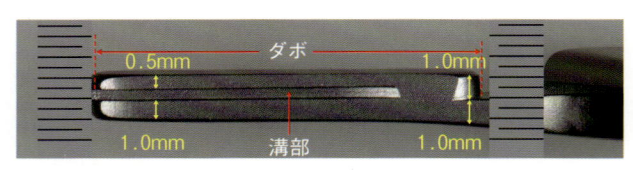

図4-13　No.3の"ダボ"の断面（YDM）. 図4-13と図4-14では，サイズが若干異なる.

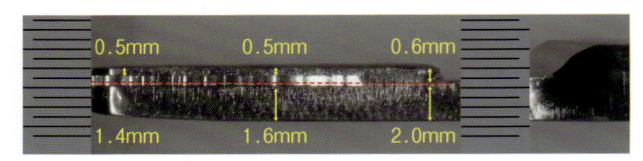

図4-14　No.3の"ダボ"の断面（フェザー安全剃刀）.

Ⅱ　替刃とメス・ハンドルについて

　口蓋からの結合組織の採取は，一次切開から始まり，四次切開をもって完了となるが，No.15の替刃ですべての切開を行うことが多い．その際に用いるNo.15の替刃や，そのメス・ハンドルと口蓋および歯との関係について述べたい.

　まず，二次切開（上皮層と結合組織を分離する切開）と三次切開（結合組織と骨膜層を分離する切開）の際に，替刃とメス・ハンドルの構造を知ることも，手技を行いやすくするために重要である.

　図4-12はNo.3のメス・ハンドルの頭部であるが，替刃を装着する部分を"ダボ"と呼び，替刃がはまる部分を"溝部"という．ダボを横からみると，溝部の上と下では厚さが異なる．これはハンドル（持ち手部分）との構造上の理由による．また，溝部には傾斜がついているが，これは替刃の交換をしやすくするためのものである（メーカー説明）.

　図4-13はダボの断面の拡大である．ハンドルには上下の区別はないとされているが，**図4-13**では，ハンドル部にメーカーの刻印があるほうを上に向けている．替刃が挿入される部分の上下でダボの厚さが異なり，ダボの尖端上面で0.5mm，下面で1.0mmである．これはYDMの製品であるが，フェザー安全剃刀の製品では厚さが異なり（**図4-14**），上面で0.5mm，下面で1.4mmである．替刃は一定の方向にしか

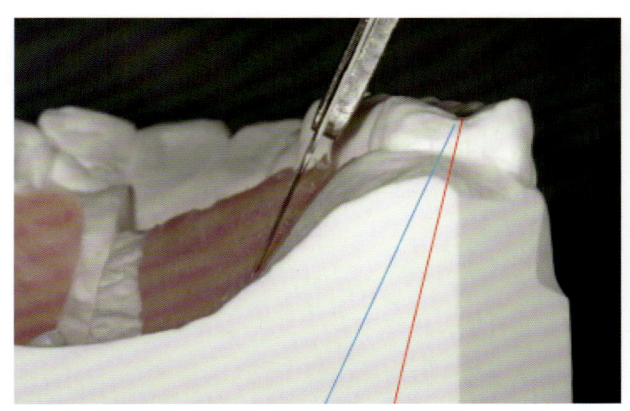

図4-15　歯軸と刃部の傾斜角は約10°．ダボの厚い側が歯面に当たるため，刃の角度が口蓋粘膜に対し鋭角になる．

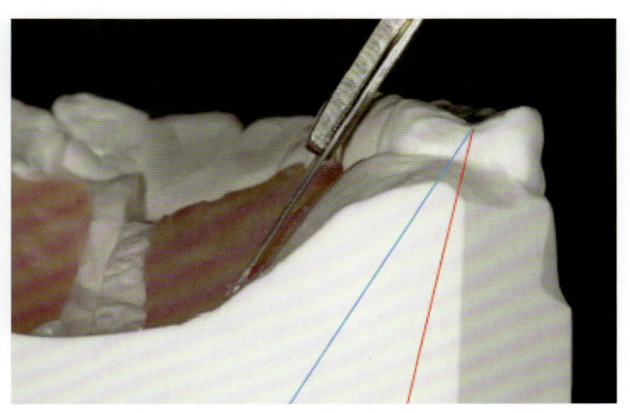

図4-16　歯軸と刃部の傾斜角は約20°．ダボの薄い側を歯面側にすると刃の角度が鈍角になる．

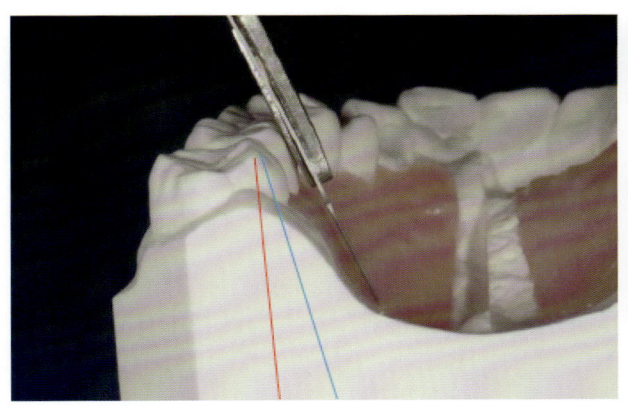

図4-17　深い口蓋での歯とダボの厚さによる刃の角度の相違．歯軸と刃部の傾斜角は約20°．深い口蓋では必然的に刃の角度は鋭角になる．また，歯のポジションの影響を大きく受ける．

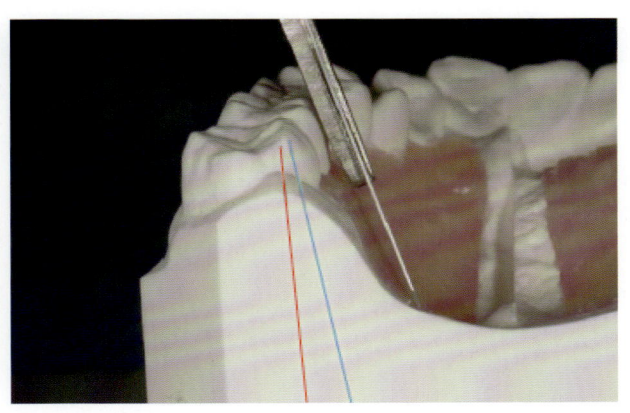

図4-18　歯軸と刃部の傾斜角は約15°．図4-17と比べ，さらに鋭角になる．

装着できないので，薄いほうを上面にした場合，刃部は必ず術者側に向くことになる．したがって，左側口蓋側の結合組織採取の場合，術者側に刃部を向けて用いると，口腔内では遠心方向に刃部が向き，反対に用いる（厚いほうを上面にして）と，近心方向に刃部が向くことになる．これは何を意味するのであろうか？

　図4-15では，No.15のメスをつけた状態でダボの薄いほうを上（口蓋正中方向）に向けている．図4-16は，その逆である．そうすると，図4-15では|5の口蓋側外斜面にダボが当たることにより，口蓋粘膜に対する刃の角度が鋭角に変わっている．この模型の場合，口蓋粘膜と刃が平行になるのは，ダボの厚い側を上にした時（図4-16）である．それによって二次切開時の刃の角度が緩徐になり，上皮組織と平行にメスを入れやすく，上皮の穿孔を起こしにくい．

　一方，図4-15では刃の動きが制限されるため，無理に上皮と平行に切開を進めよ

うとすると，上皮側に穿孔を起こしやすい．また，そのために一次切開線の近遠心部が引き裂かれる危険性も増す．

図4-17・図4-18は，図4-15・図4-16に比べて深い口蓋（歯軸に対する角度が大きい）に対して，同様に No.15のメスを当ててみたものである．図4-15と同様に図4-18では，第一大臼歯の舌側咬頭外斜面にダボが当たり，上皮との間に図4-15より大きなスペースを作っている．これでは，二次切開や三次切開の時に思うようにメスを進められない．

これらのことから，歯軸に対する口蓋の角度（深さ）や切開線を設定するべき第一大臼歯近心から第一小臼歯近心位までの歯のポジション（舌側転位歯はメスの動きに影響する）は，結合組織の採取に影響すると考えられる．

また，No.15の替刃を用いる際，左側口蓋から組織を採取する時は刃を近心に，右側から採取する時は遠心に向けることにより，ダボの厚みを避け，上皮層と可及的に平行な二次切開を行うことができると考えられる．

ちなみに，図4-15〜図4-18では，フェザー安全剃刀のメス・ハンドルを用いた．臨床では，可及的に薄いほうを選択したい．

V

結合組織を採取するためのテクニックと失敗しないための注意点

武井則之

I 上皮下結合組織移植術失敗の原因

　最初に"失敗の原因"についてふれておくが，Langer & Langer は上皮下結合組織移植術が失敗する原因を**表5-1**のように示している[12, 13]．

　また，佐藤[13]は，結合組織移植による露出歯根面の被覆にあたっての禁忌症として，口蓋供給側から「適切な厚さの供給組織が得られない場合」と記している．すなわち，結合組織移植片は1.5〜2.0mmの厚さが必要であり，移植片採取後のパラタル・フラップが壊死を起こさないためには1.5〜2.0mmの厚さが必要なことから，「少なくとも供給側の口蓋軟組織に3.0mmの厚さが必要である」と述べている[13]．そして，もし十分な厚さがない場合には「別の供給部位を探す」または「有茎弁歯肉移植やGTRなどの他の処置を検討すべきである」と記載している．

　一般的に，口蓋の歯肉の厚みは平均3.5mm，日本人の場合は3.2mmと言われている．そのため，採取できる結合組織の厚さは2.0mmくらいが限界であろう．また，口蓋軟組織が4.0mm未満の場合は骨膜を含めた全層弁で採取し，4.0mm以上の場合は中間層を採取する，との記述もある．

＊

　ところで，マイクロスコープ下での上皮下結合組織移植術の際，供給側（ドナー・サイト）における結合組織採取時の手技や器具，術後経過について，多くの報告は見当たらない．また，受容側への対応に時間を費やすあまり，供給側における結合組織の採取や縫合，止血にはあまり時間をかけられないのが現実である．"主役"はあくまで受容側であり，供給側は"脇役"と一般的には捉えられている．しかし，その脇役がなければ主役はまったく意味をなさないのが上皮下結合組織移植術であると考えると，受容側も供給側もどちらも"主役"と言うべきであろう．また，患者が痛みを訴えるのは，受容側より供給側の頻度が高く，粗雑な採取・縫合をすれば組織の壊死など，さまざまな偶発症を起こしやすい．これらは，患者からの信頼の喪失にも直結

表5-1　上皮下結合組織移植術が失敗する原因

1．手術に必要な歯間部の骨と軟組織の高さの不足
2．セメント－エナメル境より根尖側に水平切開を設定した場合
3．すべての歯間乳頭を剥離した場合
4．フラップの穿孔
5．ルートプレーニングが不十分
6．受容床の形成が小さすぎて，周囲組織から十分な血液供給を受けられない場合
7．結合組織移植片が小さすぎる場合
8．結合組織移植片が厚すぎる場合
9．結合組織移植片が露出歯根面を被覆して歯冠側に位置させるのに十分なサイズでない場合
10．結合組織移植片を被覆するフラップを十分に歯冠側に移動できない場合

（佐藤[13]より）

表5-2 結合組織移植術における供給部位の選択

目 的	採取部位	求める結合組織の質
根面被覆	口蓋上皮下	細胞および血管成分が多く含まれたもの
歯間乳頭再建	口蓋上皮下または上顎結節	線維成分が多いもの
歯槽堤増大	口蓋上皮下	線維成分が多いもの

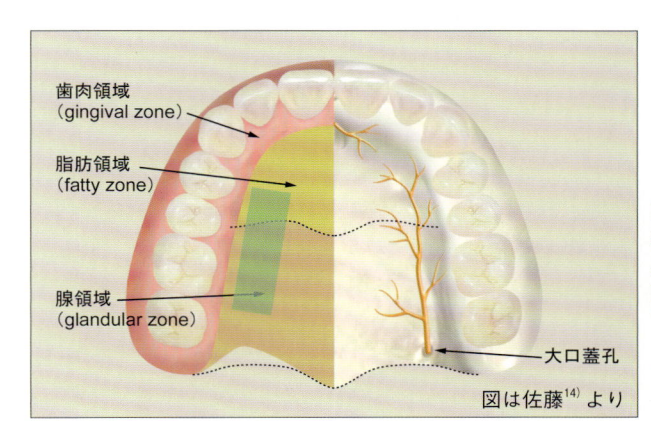

図5-1 一般的に大量の結合組織を採取できる部位は，上顎第一小臼歯および第一大臼歯の口蓋歯肉辺縁から正中口蓋縫合線の中間部である（緑部）．大口蓋動脈（GPA）の開口部である大口蓋孔が，上顎第二大臼歯の遠心歯肉辺縁と正中口蓋縫合線の中間に位置しているため，第二大臼歯および智歯付近を供給側とすることは避けるべきである（Otto ら[16]より）．

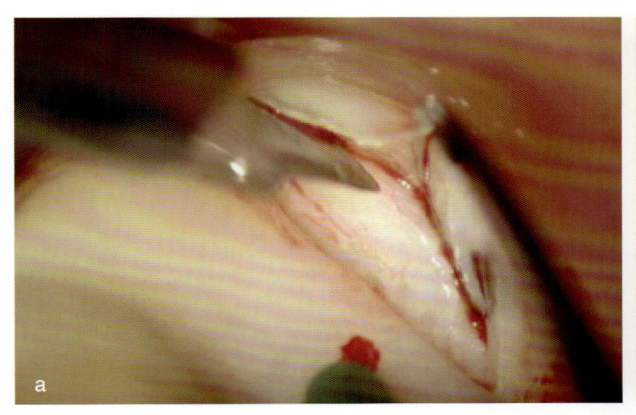
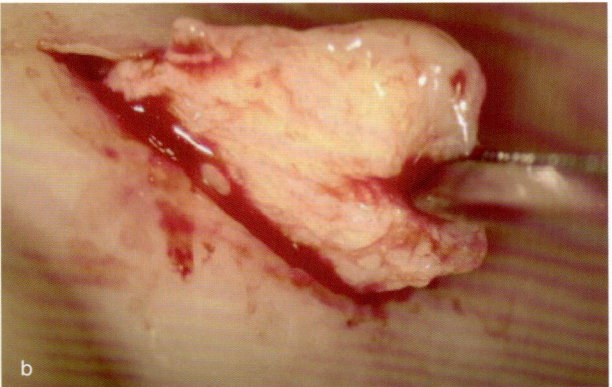

図5-2 上顎左側の臼後結節における結合組織の採取．線維成分に富む，厚みのある結合組織が採取された．

しかねない．

　そこで，結合組織を安全かつ確実に採取するための"供給部位の選択""採取方法""止血法""その他の注意点"などについて述べる．

Ⅱ 結合組織供給部位の選択

　どのような目的で，どのような結合組織を受容側に移植するかによって，供給部位を決定する（表5-2）．採取する部位としては，口蓋上皮下（第一大臼歯遠心舌側隅角から犬歯くらいまで），上顎結節部などが主である（図5-1・図5-2）．

　しかし，欧米人と異なり日本人の場合は元来，解剖学的に口蓋の軟組織が薄く，十分な量の結合組織を得られないことが多い．

Ⅲ 結合組織の採取方法（切開）

　結合組織の採取における切開は，以下のように一次切開から四次切開まである．

一次切開（図5-3・図5-4）：上皮から口蓋骨骨膜までの切開（No.15のメスを使用）．

二次切開（図5-5・図5-6）：上皮層と結合組織層を分離する切開（上皮下0.5〜1.0mmに切開線を設定する，No.15）．

三次切開（図5-7・図5-8）：結合組織層と骨膜を分離する切開（No.15）．

四次切開（図5-9〜図5-12）：結合組織層の近心・遠心および底部を分離する切開（No.15 または No.390）．

　図5-3は，左側口蓋側から結合組織を採取した時の一次切開線である．一般的には第一大臼歯遠心から犬歯の間に切開線を設定する．なお，マイクロスコープ下での切開や縫合に慣れないうちは，**図5-3**の矢印のように皮膚ペンにて切開線を印記しておくのがよい．

　今日では，上皮下結合組織移植片を採取する際は上皮の切開線を最初の水平切開1本のみに留める「シングルインシジョンテクニック（Single Incision Technique）」による方法が推奨されている[15]が，口蓋の供給側からの結合組織採取の術式を安易に考えると，創の二次治癒（**コラム①参照**）や骨の露出などの合併症を生じさせることがある．また，患者に苦痛な思いをさせ，信頼関係が崩れることにもつながるので，結合組織採取のための切開から縫合の過程については，十分注意して行わなくてはならない．以下に，一次切開から四次切開までのポイントなどについて述べる．

１．一次切開のポイント（図5-3・図5-4）

　計測した採取目標サイズよりも，若干大きめに切開を入れる．これは，四次切開で近心および遠心辺を分離する時に，替刃を切開線から斜めに挿入してエンベロープ内を縦に進めることが多いが，計測したサイズよりも若干大きめに一次切開をしておくことで，厚みのあるメス・ハンドルのダボを縦に用いてもテンションがかからなくするためである．これにより，一次切開線の近心および遠心を挫滅創にしないことにつながる．

２．二次切開のポイント（図5-5・図5-6）

　口蓋側に穿孔を起こさないように，上皮下0.5〜1.0mmにメスを入れる際は拡大率を上げ，その後は拡大率を下げる（**図5-6**）．なお，上皮下0.5〜1.0mmに切開を加える理由は別に記載するが（**コラム②**），不慣れな場合は1.0mmにしたほうが無難である．その際，No.15のメス・ハンドルのダボの溝部を中心として薄いほう（メーカーの刻印のある側）は，その厚みが約1.0mmであることを参考にするとよい（**図5-**

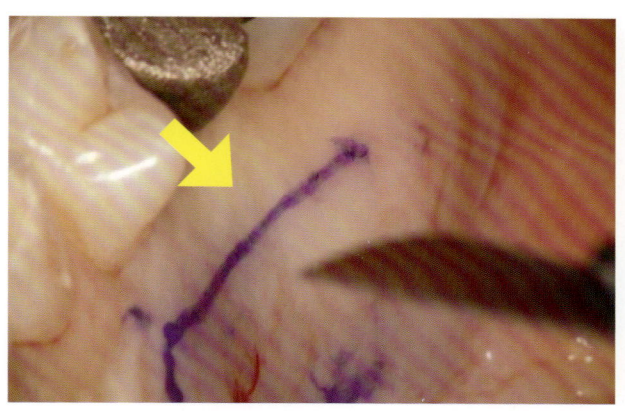

図5-3　一次切開（No.15）．上皮に直角ではなく，やや斜めにメスを入れる．慣れないうちは，矢印のように皮膚ペンにて切開線を印記しておく．

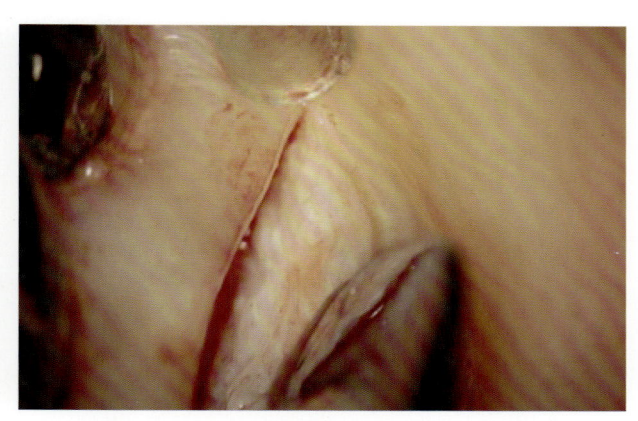

図5-4　上皮と結合組織の境界がよくわかる．

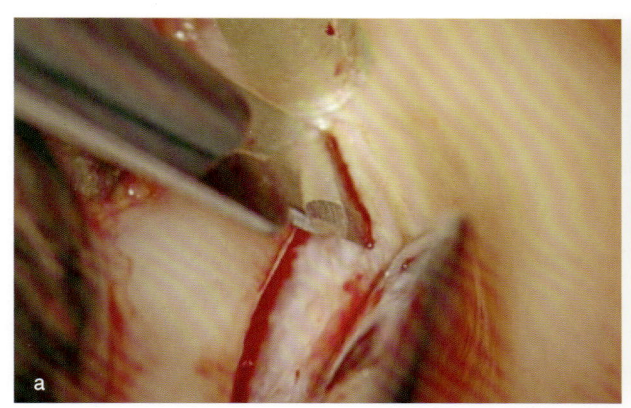

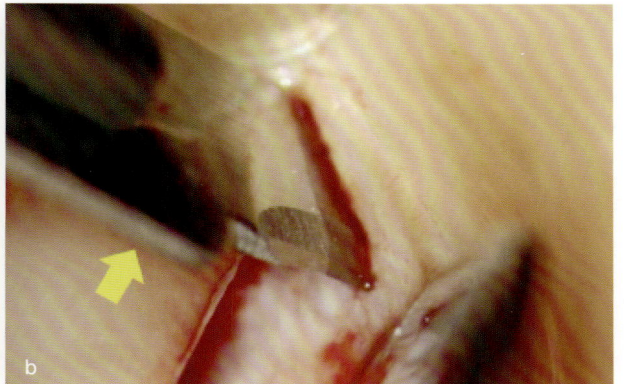

図5-5　二次切開（No.15）．上皮層と結合組織層を分離する（上皮層0.5～1.0mm＋結合組織層0.5mm）．上皮下0.5～1.0mmに切開を入れる（a）．替刃の刃部が近心を向いている時，メス・ハンドルのダボの部分（矢印）の厚さは約1.0mmなので，それを参考にするとよい（b）．

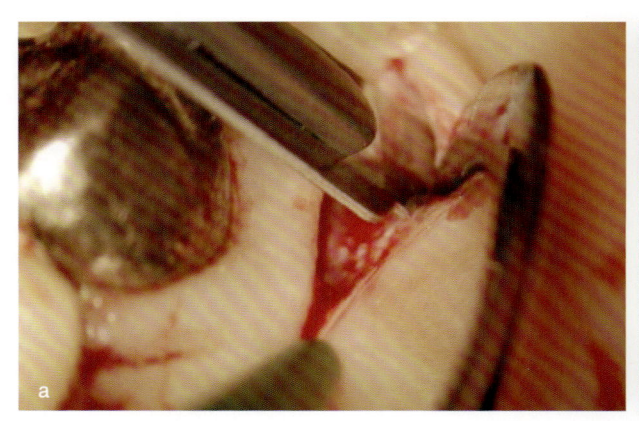

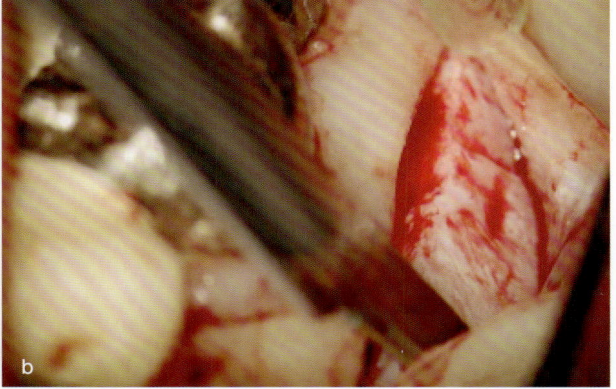

図5-6　二次切開．上皮側を外側に少し押して粘膜にテンションをかけ，メスを当てる．刃部が入る深さ（約10.0mm）まで達したら，その深さのまま近心に進める．あまり強拡大で行うと，上皮側に穿孔を起こすので注意が必要である．

5-b）．また，メス（No.15）は必ず部位ごとに使い分ける．なお，深さの目安としては，メス・ハンドルのダボがすべて切開部内に入るくらいの深さになる．

　また，上皮側を少し牽引することにより，弱拡大で上皮下のメスが透けてみえる時がある．メスを進めている切開線部に焦点を合わせると，次第に深くなる口蓋上皮側は焦点が合わずに少しボケた視野となるが，両者がみえるくらいの拡大率が望ましい．

　さらに，Otto ら[16]は，大口蓋動脈（Greater Palatine Artery：GPA，**図5-1参照**）を損傷させずに結合組織移植片を採取するための注意事項として以下のことを挙げている．

①　第一大臼歯の近心より遠心側に切開を入れないこと．

②　上顎臼歯部のセメント-エナメル境から10.0mm以上深く切開を入れないこと．

　これは，仮に一次切開線をセメント-エナメル境から2.0mm程度の位置に設定する際には，根尖側への切開は8.0mm程度に留めておくべきであるということになる．また，No.15のブレードの刃部は約8.0mmなので，これを切開の深度の目安にすれば根尖側への切開を安全に行える，と述べている．

コラム②：二次切開線はなぜ，上皮下 0.5〜1.0mm に設定すべきか？

　完全なる上皮層と結合組織層の分離は，われわれの用いるたかだか30倍程度の倍率のマイクロスコープや分厚いメスでは不可能である．そのため，厚い結合組織を採取しようとして，可及的に上皮下ぎりぎりに切開を加えようとしてはいけない．特に経験が浅い場合は注意してもらいたい．冒頭でも述べたように，口蓋側の治癒の善し悪しは患者に痛みを与えるだけでなく，その後の術者と患者との信頼関係にも深く関わってくるのである．

　なお，上皮下0.5〜1.0mmに切開線を設定する理由としては以下のことが考えられる．

①　結合組織内に不必要な上皮（発生学的に結合組織とは異なる上皮）を含む可能性を軽減するため[20]

②　上皮層への血液供給を遮断しないため

　それ以外に，次のようなことが考えられる．一般的に創傷によって欠損した表皮は，「上皮化」と呼ばれる反応によって治癒する．これは受傷してから数分以内に始まり，まず，創部周辺の表皮の基底層から新たなケラチノサイト（角化細胞）が次々に供給され，表皮を埋め尽くし，創表面が閉鎖する．そして，基底層の細胞の働きにより，基底膜（基底層と真皮の間の膜）が形成されると，上皮化が完了し，表皮の再生が完了する．この上皮化は，その範囲が限られており，周辺から2.0〜3.0cmの範囲を覆うことしかできない，と言われている[21,22]．すなわち，基底膜に存在する基底細胞は，表皮の再生に深く関与する．したがって，それを除去することは，その後の口蓋側の治癒にも深く関わってくることとなるのである．

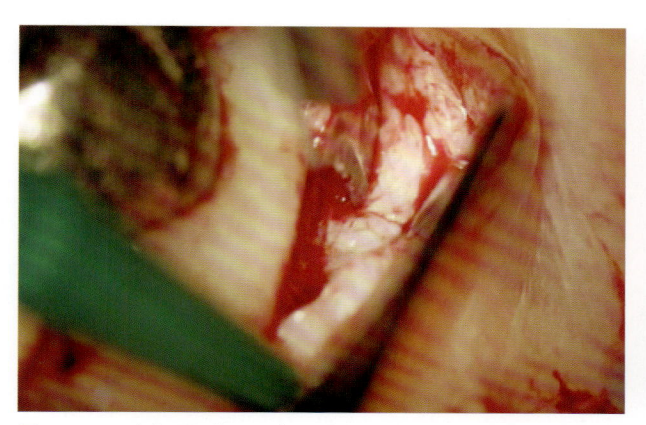

図5-7 三次切開（No.15）．結合組織層と骨膜側を分離する切開．

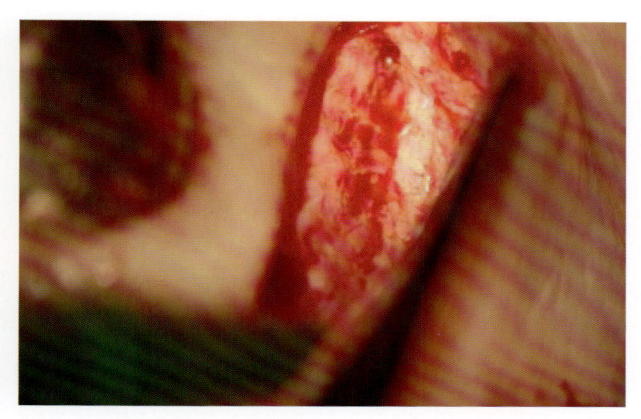

図5-8 骨膜側を約0.5mm残して二次切開とほぼ平行に切開を加える．

なお，以下の事項についても再確認し，知識を整理しておきたい．

・ほとんどの大口蓋孔が第二，第三大臼歯の根尖近くに位置している，という報告[17] がある．

・大口蓋孔は，男性よりも女性のほうがやや前方に位置する[17]．

・口蓋側歯肉縁からGPAの主枝までの距離は，犬歯部で約12.0mm，第二大臼歯部で約14.0mm[17]．

・口蓋弓が浅くなるにしたがい，口蓋動脈は口蓋側歯肉縁に近づく[18]．

3．三次切開のポイント（図5-7・図5-8）

口蓋骨の骨膜は完全に剥離せずに，約0.5mm残す（**図5-8**，結合組織の厚みが薄い場合は，この限りではない）．また，鈴木[20] は以下のように述べている．すなわち，発生学的に上皮は外胚葉性，結合組織は中胚葉性であり，まったく違うものである．そのため，軟組織の厚さを増すために内側に結合組織を移植する際，上皮を一部でも含んでしまうと生着や適合が悪くなる可能性が出てくる．したがって，臨床的に慣れていない術者は，表層部分から約1.0mm余裕をみて骨膜を残しつつ中間層の結合組織を採取すべきである．

4．四次切開のポイント（図5-9～図5-12）

摘出する結合組織の近心辺，遠心辺および底辺が完全に切開されていないこともあるので，結合組織片の近心側を有鈎のマイクロ・アドソンなどで把持・牽引し，テンションをかける．すると，分離されていない部位がわかるので，その個所にメスを加えると，結合組織片を摘出しやすい（**図5-12～図5-14**）．

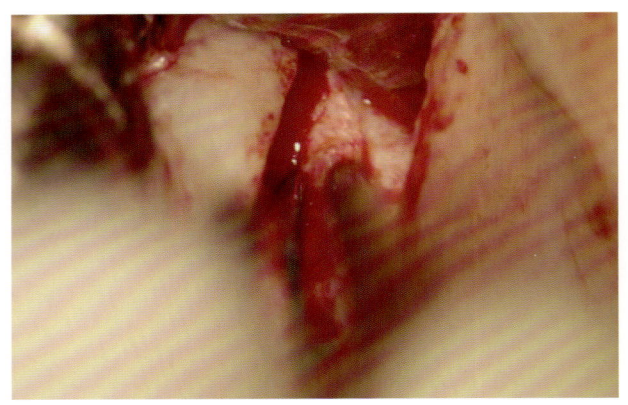

図5-9 四次切開（No.15）．結合組織の遠心辺を分離する切開．替刃を口蓋骨に対して斜めに挿入し，縦に刃を進めるので，一次切開線の遠心端のギリギリで切開しようとすると，一次切開線の遠心端がちぎれやすい．

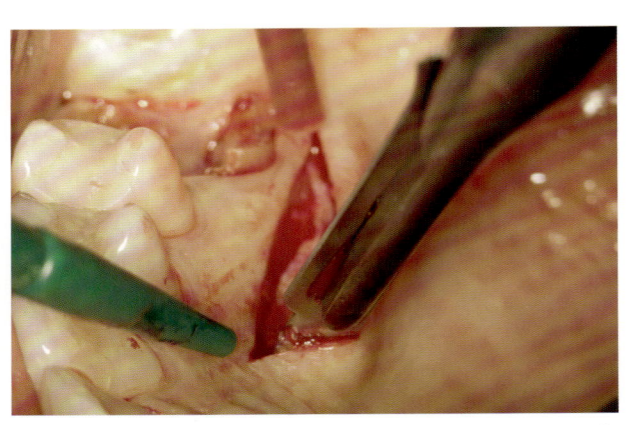

図5-10 四次切開．結合組織の近心辺を分離する切開．遠心と同様に一次切開の近心端より若干遠心寄りに切開する．

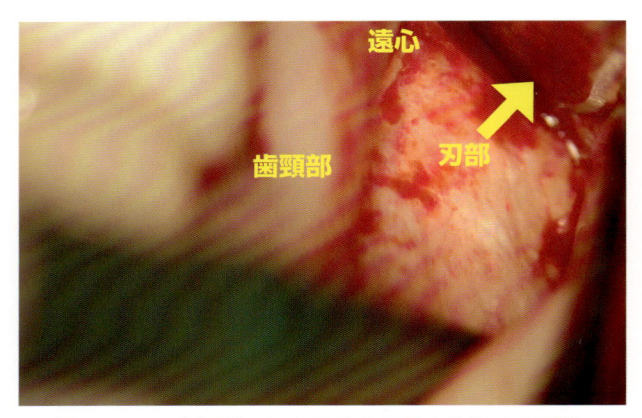

図5-11 四次切開．結合組織の底辺を分離する切開．

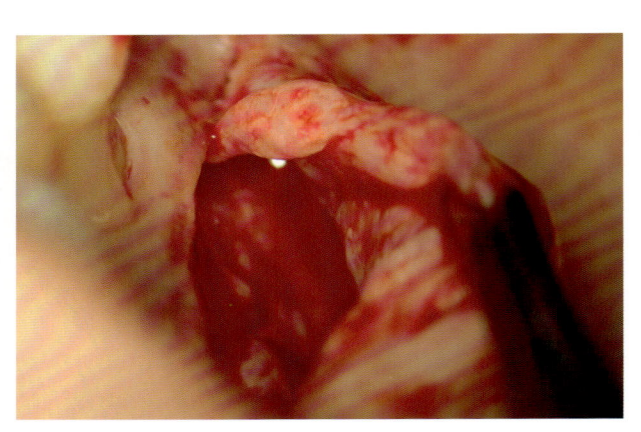

図5-12 四次切開．有鉤のマイクロ・アドソンなどで牽引しながら底辺に切開を加える．

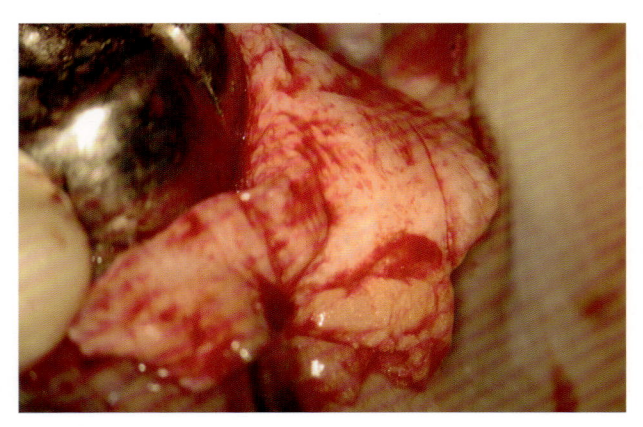

図5-13 採取された結合組織．

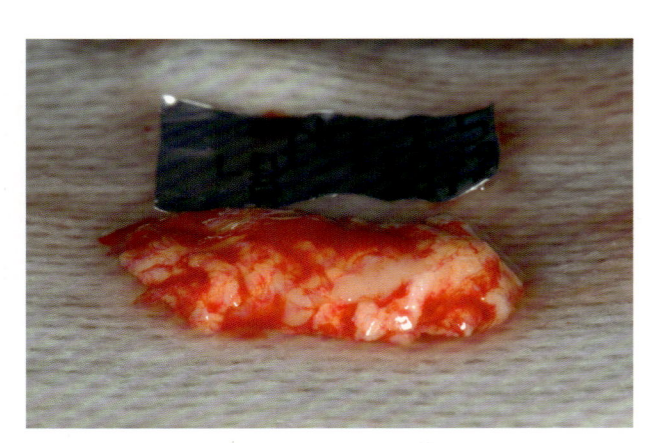

図5-14 十分な厚みのある結合組織が採取された．

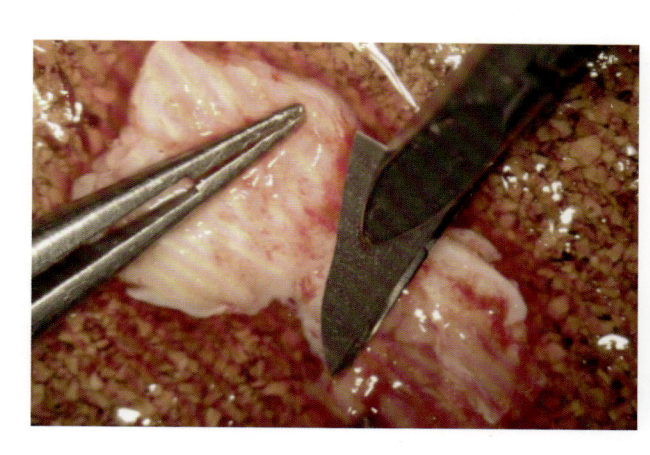

図5-15　ガーゼの上では，綿毛を巻き込むこともあるので望ましくない．また，組織の乾燥に注意するべきであり，キセノンライト下では特に迅速にトリミングするべきである．

5．口蓋側供給部を一次治癒させるためのポイント

　術者は口蓋側供給部を一次治癒させるために努力すべきで，それが達成された際には，ほとんどの術後の合併症は重篤にはならない[16]．その鍵として，Otto ら[16] は，以下の事項を挙げている．

① 　移植片を均一の厚みで適切な大きさで採取すること．

② 　二次切開を根尖方向の深部に進めた後，一次切開線から約1.0〜1.5mm ほど根尖側に，口蓋に対して内側の水平切開（三次切開）を加える．これにより，採取部位に結合組織が残存し，縫合時にフラップを骨や骨膜でなく血行の良い結合組織と接触させることができるため，創面を一次治癒させることが可能となる．

③ 　部分層切開を深層で行う時は，ブレードを口蓋粘膜と平行に保つこと．

6．結合組織のトリミング（上皮を含ませない）

　滅菌されたコルク板の上で，結合組織を乾燥させないように生理食塩水をかけながら行う．マイクロスコープ下では光の熱があるので，特に注意する．そして必ず鋭利なメスを用い，予定したサイズや形態にトリミングする（図5-15）．

　根面被覆術の際には，この結合組織の"トリミング"も非常に大切であり，Ottoら[16] は，「審美的な問題を回避するため，CTG の厚さが過剰にならないようにすることが重要であり，理想的な移植片は1.0〜1.5mm を超えない厚さである」と述べている．しかし，そのエビデンスに関しては，「臨床的な経験から歯肉の安定のためには，この厚みを順守すべきであるが，現時点ではどの厚みまでが術後の長期安定のために適しているかという確かな科学的エビデンスはない」としている．

Ⅳ 　止血について

　口蓋には周知のとおり，複雑な脈管および神経叢があり，切開に際しては解剖学的な知識を踏まえたうえで十分な注意が必要である．時には小動脈を切って，比較的大

量な出血をみることもある．したがって，止血のためにボスミン・ガーゼを事前に必ず用意しておくべきである．

なお，ボスミンの添付文書には局所の出血に対して「通常本剤（アドレナリン0.1％溶液）をそのままか，あるいは5〜10倍希釈液を直接塗布，点鼻もしくは噴霧するか，またはタンポンとして用いる」[19]とあるが，根面被覆術においては粘膜から吸収されて循環器系に対する作用が重篤で危険なため，0.1％溶液をそのまま使用してはならない．一般的には5〜10倍希釈液にガーゼを浸して使用する．その場合でも，高血圧や頻脈などの循環器系疾患を持つ患者にはパルスオキシメーターなどでモニタリングし，十分に注意して止血を行う．

また，縫合前に採取した場所に止血や血餅保持の目的でコラーゲン製剤を入れてもよい（**コラム③**）．

縫合を終了したら，口蓋側にガーゼを指で強く押し当てて，死腔を作らないようにすることも肝要である．以下に，その他の注意点について述べる．

コラム③：コラーゲン製剤の塡塞について

採取した後の口蓋上皮下に，止血目的でコラーゲン製剤（**表5-3**）を入れるか否かについては賛否両論ある．中田[20]は，緊密に縫合することで血餅が保持されれば，新たな結合組織が再生されると述べている．また，瀧野[20]やZuhr[20]も口蓋供給側には何も入れずに死腔をなくし，骨膜に歯肉弁が密着するように縫合するとしている．

しかし，鈴木[20]は，口蓋供給側に止血剤あるいはコラーゲン製剤を入れ，骨に歯肉弁が密着しないように単純縫合すると記載している．

歯肉弁を骨膜に密着させるべきかは，現時点で結論が出ないが，いずれにせよ，血餅を保持するために緊密な縫合をすることや死腔をなくすことを心がけることは肝要だと思われる．

表5-3　コラーゲン製剤の種類

商品名	原材料	吸収時間	適応	販売元
CollaCote	Type I コラーゲン	10〜14日	小さく浅い創傷	白鵬，インプラテックスほか
SURGICEL	酸化セルロース	7〜14日	抜歯，歯肉移植，フラップ手術等	ジョンソン・エンド・ジョンソン
スポンゼル※	ゼラチン（動物由来）	約30日	各種外科領域における止血，褥瘡，潰瘍	アステラス製薬

※2012年の"注意"改訂において，「重大な副作用の一部として血管内に塞栓を起こすことがある」と追記された．

V　口蓋側の縫合

① 　単純縫合（**図5-16**）：1針ずつ結紮する方法. 部分的な抜糸が可能であり, 1本ずつ結紮力を調整できる.

② 　水平マットレス縫合：テンションがかかる部位で, 深くない創に適している. 創を強く結ぶことが可能だが, 創表面の密着性は弱い.

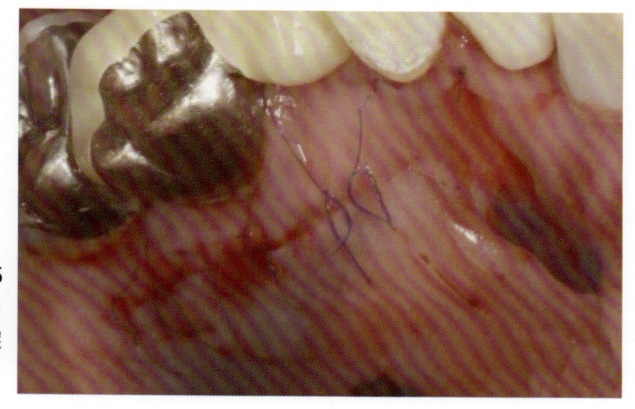

図5-16　単純縫合. 慣れないうちは, 1/2の法則（**図5-34**）を守って, 単純縫合を綺麗に完成させることから始めたほうがよいかもしれない. しかし, 単純縫合が最も奥深く, ある意味, 難しいことも事実である.

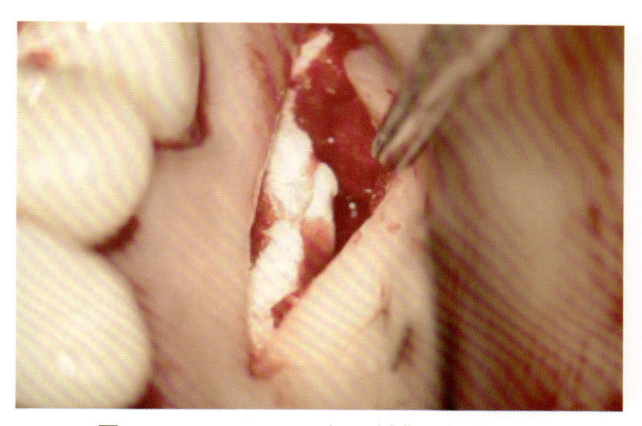

図5-17　CollaCote を切開創内に塡塞する.

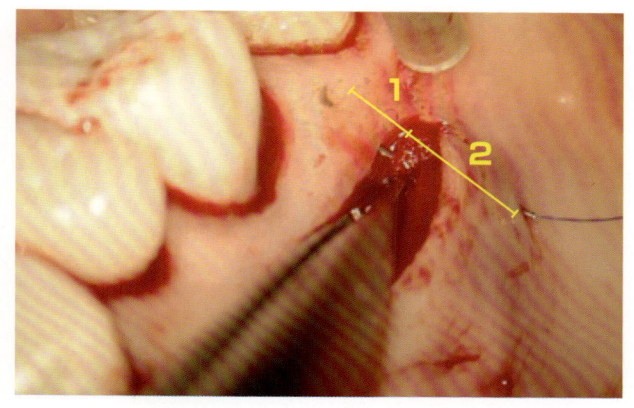

図5-18　連続縫合. バイトサイズ（刺入点から切開線, 切開線から刺出点までの距離. 一般的な縫合時は1：1の等間隔とする）は2：1.

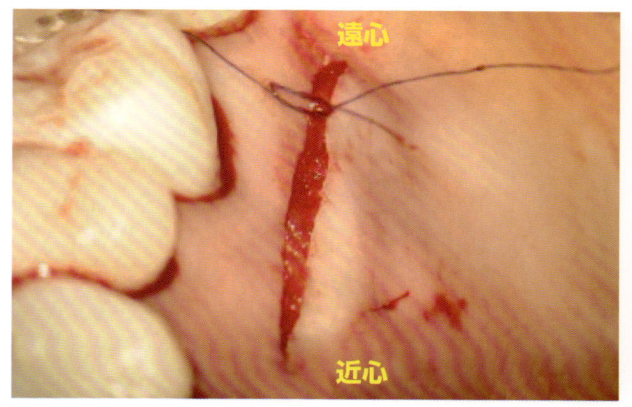

図5-19　連続縫合. 切開線の遠心から縫合していく. 切開線の上端にループを作る.

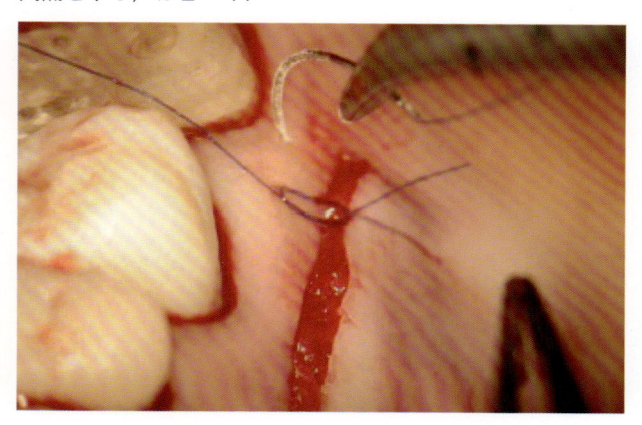

図5-20　**図5-19**で作ったループの遠心に次の刺入点を設定する.

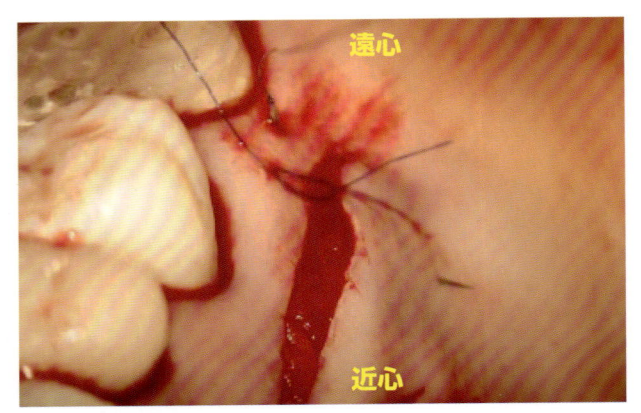

図5-21　最初の刺入点の近心に刺出する.

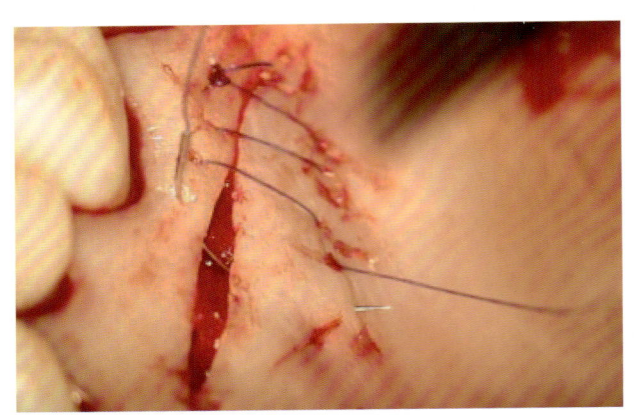

図5-22　同じ間隔になるよう，近心方向へ連続して縫合する.

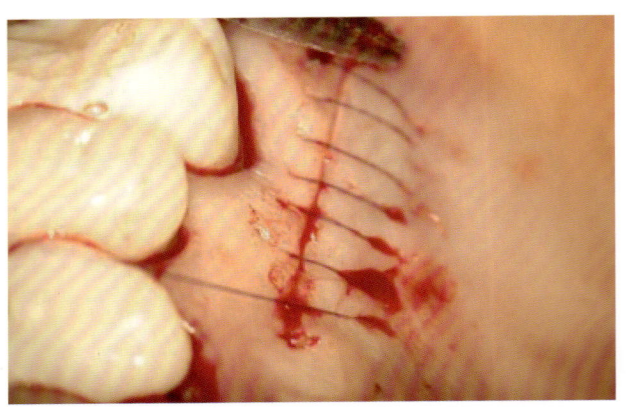

図5-23　近心の切開線の端まで連続で縫合する.

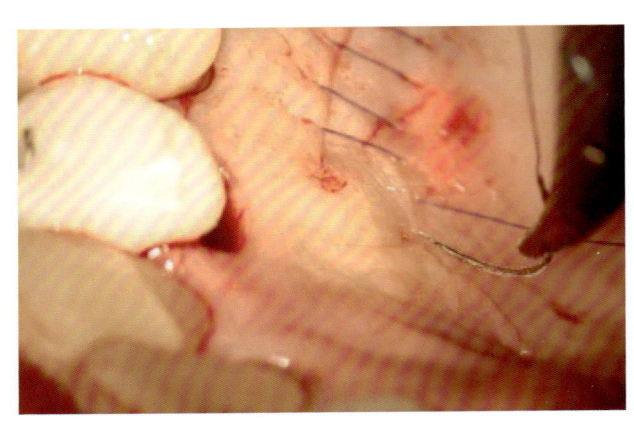

図5-24　最近心部から刺入し，切開線上端に少し斜めに刺出する.

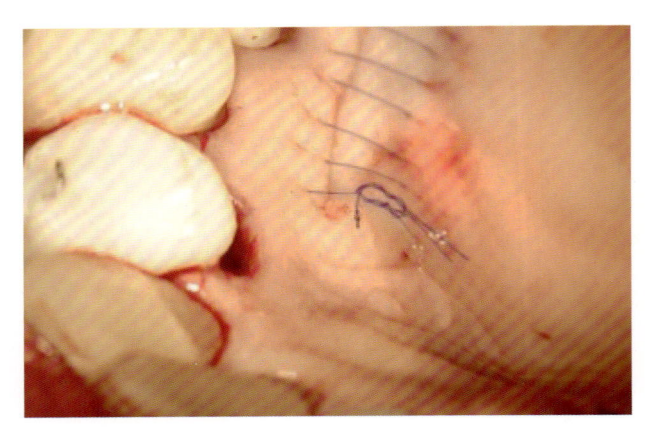

図5-25　ループを作って結紮する.

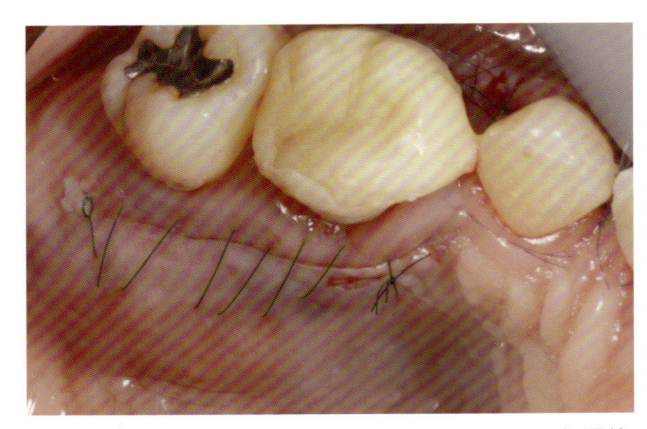

図5-26　初心者はバイトサイズが合わなかったり，切開線より下の刺入・刺出点が近心方向に行くにしたがい，本来の位置よりも下になりやすい（縫合後の全体的な形が長方形でなく，近心を底辺とした台形になりやすい）ので注意する.

③　連続縫合：使用する糸の量が少ない．部分的な抜糸ができないのが欠点（**図5 -17〜図5-26**）．

*

　これらの縫合方法の選択にあたっては，特にどれが最良であるとの文献は見当たらない．それぞれに利点・欠点があり，口蓋の深度や臼歯の歯列状態によっても難易度は変わるので，症例と術者の技量に合わせた選択が必要である．なお，Ottoら[16]は，水平懸垂縫合を行うことで口蓋側の手術創を圧迫し，この圧迫によって止血や一次治癒を促進させるとしている．

1．縫合糸の種類

①　PDS Ⅱ（ジョンソン・エンド・ジョンソン）：モノフィラメント，吸収性．6-0．丸針．弱彎（3/8）．14日で70％，42日で25％と高い抗張力保持期間を有するが，価格が高いのが欠点．

ワンポイント・アドバイス

　6-0や7-0の細い縫合糸（**図A**）を使用する際，空調の風によって糸がなびいたり，ガウンの袖に知らないうちに針や糸が引っ掛かり，いつの間にか紛失していることが多々ある．本項で紹介した縫合糸は1本が安価でなく，また，床などに落ちて紛失すれば，来院している患者さんの体のどこかに刺さる可能性もある．ましてや，小さな子供が万が一にも飲み込んだりすれば，医院の責任は免れない．

　そこで筆者は，含嗽用の紙コップの中にアルカリイオン水を入れ，水内に浸漬しておくようにしている（**図B**）．そうすることで，空調によっても糸はなびかず，同時にアルカリイオン水によって蛋白質の除去もできる．これは，筆者の趣味が海釣りなので，釣りが好きな方はわかると思うが，船上で自身の足元を海水で濡らして，長い糸が絡まないよう，また風で飛ばされぬようにすることから考えついたものである．

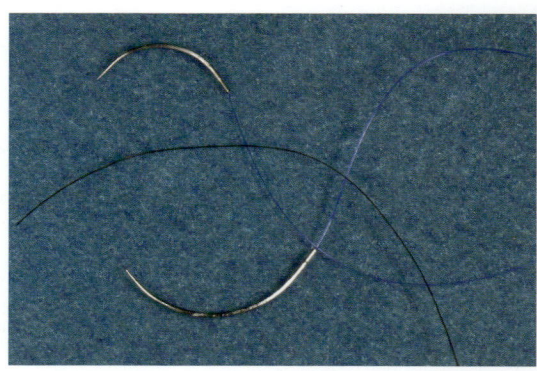

図A　縫合糸は中央の黒い髪の毛より細く，長いがゆえに管理も重要である．

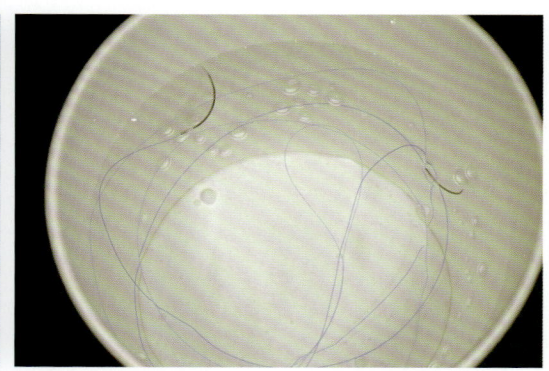

図B　水の入ったコップの中に縫合糸を浸漬しておけば，エアコンの風にもなびかない．

② PDS PLUS（ジョンソン・エンド・ジョンソン）：モノフィラメント，吸収性．6種類の細菌に対する抗菌性を有する．

③ ソフトレッチ（ジーシー）：モノフィラメント．3-0〜8-0まであり，7-0，8-0はマイクロサージェリー用でナイロン糸．他はソフトナイロン糸．4-0のみ丸針と角針があり，他は角針のみ．3/8と1/2の弱彎と強彎がある．

2．抜糸の時期

一般的な結合組織の治癒過程では，受傷後3〜5日で始まるサイトカイン（TGF-β）による線維芽細胞におけるコラーゲン合成は数週間持続する．これにより，創部にはコラーゲンが凝集する．切開創の場合，TGF-βの量は受傷後7〜14日がピークとされており，これが抜糸の時期の根拠となっている[21, 22]．

VI 結合組織の"質（quality）"について

口蓋部の結合組織の質は"あまりよくない"と考えている臨床家がいる一方で，線維性が多くなく，血管成分が多く含まれているため口蓋部の結合組織がよい，と考えている臨床家もいる．結合組織の移植目的によっても獲得したい結合組織の質は変わるが（表5-2），採取した組織が受容側に定着するためには，血管成分が多いほうが有利であることは否定できない．われわれの行う"移植"では血管縫合をすることはないが，大きな臓器の場合は移植した臓器を血管縫合によって血液供給させるのが当然である．それを考えると，血管成分に富んだ結合組織を選択すべきなのかもしれない．

なお，Zucchelliら[24]は，歯肉弁歯冠側移動術との併用による口蓋から採取された結合組織を用いた根面被覆術後1年での検証を行い，上皮下結合組織よりも口腔外で

コラム④："再生"と"治癒"の違い

ヒトにおいては例外的な部分を除き，組織が損傷した時の反応は"再生"でなく"治癒"の形をとる．真皮の細胞も，表皮基底細胞も，分裂増殖可能細胞群であるが，損傷前とまったく同じ組織を再生して欠損部を治癒させるのではない．肉芽組織は結合組織であって，これが欠損部を埋めて治癒するが，同じ結合組織でありながら周辺の正常真皮結合組織とは異質である．肉芽組織は線維成分たるコラーゲンの型や線維配列も異なるし，また硬質成分たるプロテオグリカンの種類も異なる．

したがって，肉芽組織が欠損部を埋め尽くすことを"再生"とは言えない．このような治癒を"修復"と呼び，修復後の結合組織を"瘢痕"と言う．

上皮を切除された移植片遊離粘膜のほうが移植片の収縮率が有意に小さいことを発見した．さらに，粘膜下組織がなくコラーゲン線維の豊富な結合組織が粘膜移植された個所に上記のような移植片が高確率で観察された，としている．

　また，多くの結合組織が必要で，両側の口蓋から採取しなければならない症例や手術時期を2回に分けて同部位から採取する症例もあるが，同部位から2回目に採取した結合組織は，「1回目に比べて脆弱で質が悪い」という臨床家もいる．筆者らの経験では，2回目のほうが1回目よりも線維成分に富んだ結合組織を採取できたことが多い．これは，骨と同様，反応性の過形成によるものではないか，と考えている．なお Harris ら[25]は，2回目の採取手術は2～3カ月の間隔を空ければ大きな問題はない，と報告している．

Ⅶ　被覆部分の根面処理方法

　多くの研究者が，露出した歯根面部をテトラサイクリン，クエン酸，EDTA，フィブロネクチンなどを用いて処理をしたが，ヒトあるいは動物を用いた実験においても，これらの方法が有用であるとの証明はできていない[16]．また現時点で，EDTAによる根面の前処理が臨床結果に利益を及ぼすのかは定かではない[26]．根面処理剤ではないが，再生療法の可能性と歯肉退縮欠損部を修復する材料としてエナメルマトリックスデリバティブ（EMD）を用いる場合もある．これを用いた結果には"統計的に有意差がない"とする報告もみられる一方，"より良好な結果（根面被覆に対し）に結びつく"との報告もあり，これも定かではない．

　しかし Otto ら[16]は，根面被覆による歯周組織の健康の回復には以下の2つの臨床的観点が重要である，としている．

　その1つは，根面被覆を施術する前に露出根面のバイオフィルムを除去することが非常に重要である[27]．フラップを剥離した後の術中に根面を清掃するといった事態になると，剥離以前にどの部分が露出し，どの部分が露出していなかったのかを判別することは困難である．これは，デブライドメント中に固有の根面にある付着線維まで除去されてしまう，というリスクをもたらすことになる．よって，露出した根面は必ず外科処置前に清掃しておかなければならない．その場合はインスツルメントによる研磨は不要で，ラバーカップと研磨用ペーストによる露出根面の研磨のみで十分である[28]．

　2つ目に，新たに被覆された根面上に血餅が形成されることが手術創を安定させる唯一の方法であり，ここでの適切な処置により，術後の合併症を防ぐことができる[29]．創面を完全に固定することは不可能なため，適切な切開のデザインと縫合の技術がきわめて重要となる，としている．

1．クエン酸

　クエン酸は象牙質を脱灰し，表層にコラーゲン線維を露出させる，と考えられている．創傷治癒は露出したコラーゲン線維に歯肉のコラーゲン線維が絡みつくためではないかと推論されている[30,31]．

　また，石川[32]はイヌの臼前歯を用いて，露出させた歯根面にクエン酸処理と10％クエン酸3％塩化第二鉄溶液で表面処理を行い，歯根と歯周組織の創傷治癒過程を病理組織学的に比較検討した実験を行っている．これによると，セメント質添加が始まる術後4週では線維の走行は未だ根面に平行なものが多いが，歯槽骨がほぼ再生している術後8週になると斜走線維が多くみられるようになっている．さらに，それは対照群より実験群，クエン酸処理群より10％クエン酸3％塩化第二鉄溶液処理群に，その傾向は強くみられた，としている．そのうえで，本郷[33]らの骨の再生率と根面に垂直あるいは斜走する線維性付着の割合との間には強い正の相関関係がある，という分析結果と「一致する傾向が得られた」として，歯肉剝離搔把術における根面酸処理法の有用性を示している．

　また，通法の歯肉剝離搔把術後，歯肉上皮の深行増殖がみられるのに対し，クエン酸処理によってそれを抑えられたとする報告も多い[34~37]．これらから，根面被覆においても，歯根表面のクエン酸処理は有効であり，また，10％クエン酸3％塩化第二鉄溶液はさらに有意義に働く可能性が考えられる．

- **クエン酸20％**（ウルトラデント）

　　成分：ポリプロピレン，精製水，クエン酸，キサンタンガム，シリコーン

- **表面処理材グリーン**（サンメディカル）

　　成分：クエン酸，塩化第二鉄，水，その他

2．強酸性水

　神田ら[38]は，強酸性水の脱灰作用に注目し，象牙質表面をクエン酸で処理した群と強酸性水で処理した群が，その後フィブロネクチンの吸着にどれほど影響を与えるのかについて形態学的および生化学的に検討している．その結果，SEM による象牙質ブロック表面構造の観察では，クエン酸処理したものに比べると脱灰の程度は劣るものの，強酸性水に浸漬したものは象牙細管の開口は観察されないが，それに擦過処理を加えたものでは浸漬したものに比して脱灰の程度も強く，スミヤー層も除去され，象牙細管の露出が観察されたとしている．

　なお，強酸性水は蛋白質などの有機質に接触すると殺菌効果を発揮する残留塩素が吸収され，瞬時にその効果が激減すると報告されており[39~41]，歯周外科手術時に，血液や唾液に接触すると効果が低下してしまう可能性がある，と述べている．しかし，根面被覆に際しては，露出した歯根面の酸処理は切開前に行うことが原則である

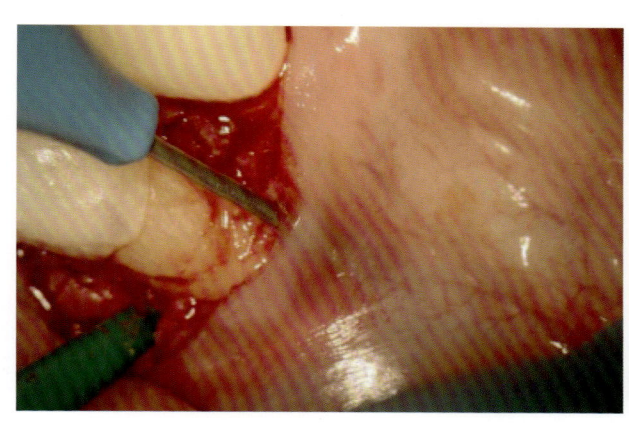

図5-27　クレセントナイフは新しいものを使用することにより，挫滅創になりにくく治癒も早い.

ので，酸処理を行う前の歯根表面の機械的な清掃や洗浄を顕微鏡下で出血を起こさないように慎重に行えば，強酸性水による酸処理も有効ではないかと筆者は考える.

Ⅷ　受容側の粘膜剝離時のコツ

　受容側の粘膜を剝離する際に穿孔を起こさないために，クレセントナイフを縦に進めず，横に進める. その時，術者の指で粘膜を緊張させる. 感覚としては，術者の指によって緊張させた粘膜にクレセントナイフの刃を扇状に当てる.

　歯槽骨は彎曲しており，真っ直ぐに刃を進めると穿孔を起こしやすい. そのため筆者らは，クレセントナイフの刃部を少し曲げて用いることが多い. また，このナイフには表と裏があるので，それを間違えないように留意したい.

　この時のマイクロスコープの拡大率はそれほど強拡大でなく（10倍程度），クレセントナイフの刃部がすべてみえるくらいがよい. なお，クレセントナイフは必ず新しいものを使用する（**図5-27**）.

Ⅸ　初心者が起こしやすい失敗と偶発症

1．上皮の穿孔，二次治癒ならびに壊死

　図5-28 ～図5-30は，マイクロスコープを用いた経験が1年ほどの歯科医師が行った上皮下結合組織による根面被覆術である. 受容側には上皮の穿孔（歯槽骨は彎曲しているので，部分層弁を形成するのもそれほど簡単ではない）があり，縫合も**図5-28**のような状況である. マイクロスコープを用いる目的の1つに"二次治癒を起こさない"ということもあるので，このような状態では計画どおりの結果は得られないであろう. また，**図5-29**に示すように，受容側だけでなく供給側も痛々しい状態である.

　採取する結合組織は，コラーゲン（線維成分）に富んだものばかりでなく，脂肪組織が多いこともある. また，被覆する範囲によって2回あるいは3回の手術をするこ

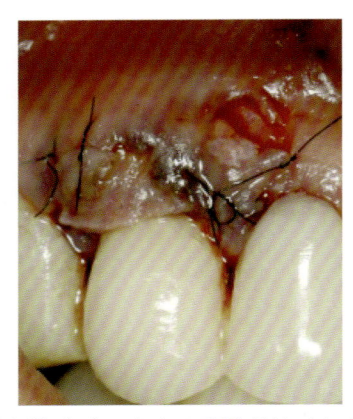

図5-28　受容側（③）. 上皮の穿孔だけでなく，テンションのない結紮も達成されず，これでは血液供給は望めない.

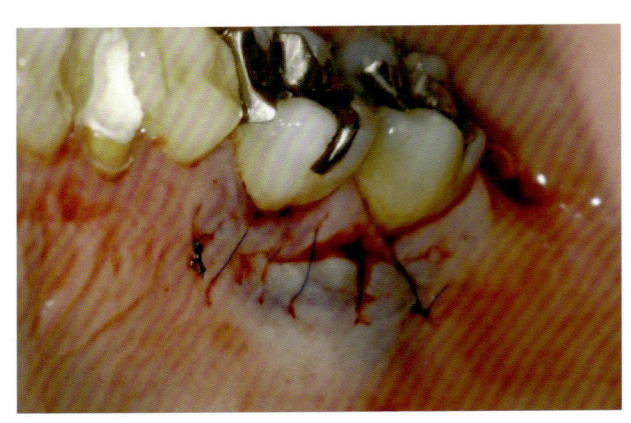

図5-29　供給側（口蓋側）の縫合. マイクロスコープの初心者は供給側からの結合組織の採取と縫合に時間を費やしてしまう. 採取した結合組織は，可及的に短時間で受容側に挿入したいので気持ちも焦る. その結果，供給側の縫合は雑になりがちである. したがって，慣れないうちは，主に6-0で縫合する供給側にはあえてマイクロスコープを使わずに，ルーペで縫合しても問題はない.

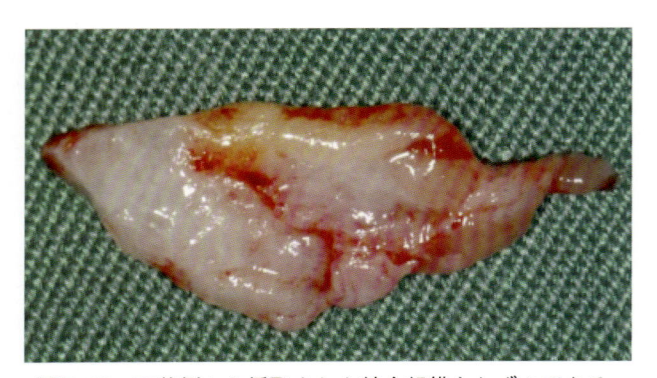

図5-30　口蓋側から採取された結合組織もわずかである.

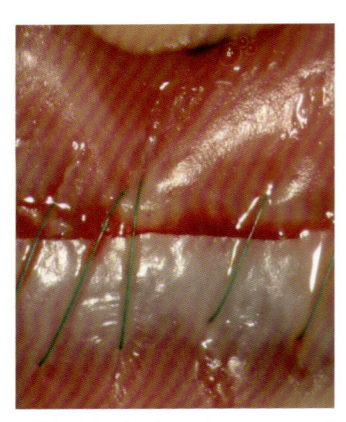

図5-31　供給側の縫合. バイトサイズ（切開線から刺入点，刺出点までの距離）やフリーケンシー（縫合糸間の間隔）が整っていない.

　ともあるが，疼痛が強かったり，供給側，受容側ともに壊死を起こしたりすると，患者が次の手術を拒否する可能性もある. しかし，このような結果はマイクロスコープの初心者にとって"他人事"ではないことを肝に銘じておきたい.
　最初に述べたように，供給側はどちらかというと軽視されがちである. 図5-31に示すように，バイトサイズ（切開線から刺入点，刺出点までの距離，図5-33）やフリーケンシー（縫合糸間の間隔，図5-34）が異なると，図5-32のように歯頸部の歯肉が引っ張られて，歯肉退縮の原因になる可能性がある. 受容側の歯肉は厚みを増して退縮を回復させるのに，供給側が退縮するのでは，元も子もない. 受容側と同様に細心の注意を払うべきである.

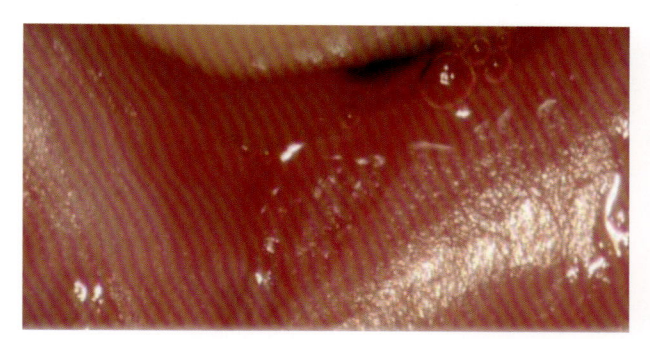

図5-32　図5-31の強拡大．このままだと歯肉退縮を起こし，生活歯ならば知覚過敏を惹起する可能性がある．

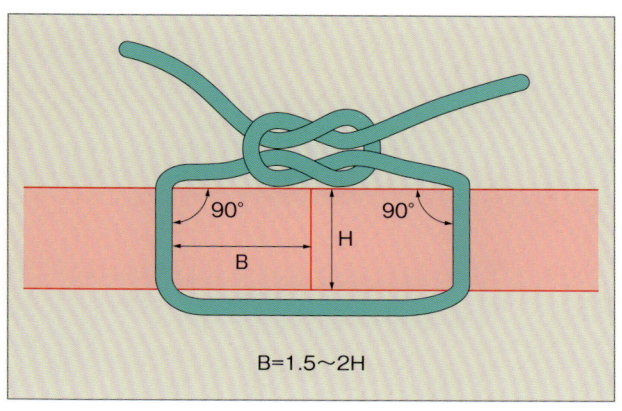

図5-33　フラップの厚さの1.5倍から2倍の長さ分，フラップ辺縁から離れた位置に刺入点を設定する．長すぎるとフラップの断端同士がうまく接合しにくくなり，短すぎると組織がちぎれやすくなる（南ら[43]より）．

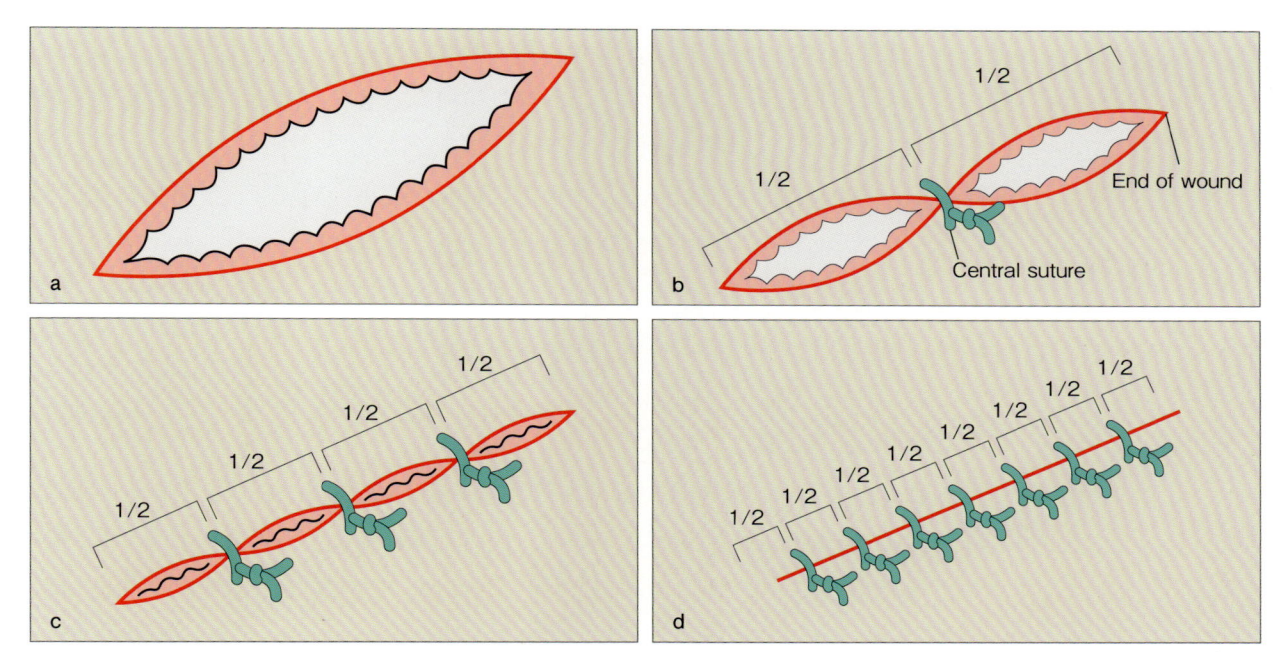

図5-34　創面を縫合する際は縫合糸間の間隔（フリーケンシー）をなるべく均一に確保するように心がける（南ら[43]，下間[44]より）．
a：切開線．
b：切開線の長さの約半分の位置に最初の縫合をする．
c：1/2になった切開線のまた1/2の位置に縫合を加える．
d：距離を減じた各切開線の1/2の位置に縫合をしていく．

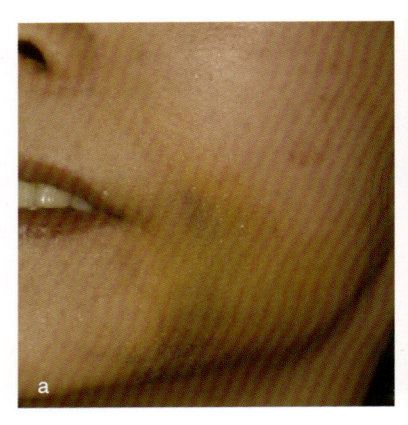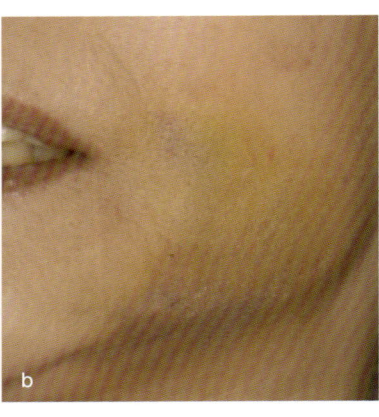

図5-35 ⌊34根面被覆術後1日（a）と1週間後（b）である．患者は以前も部位は異なるが，やはり上顎で同様の手術を受け，皮下出血を起こした既往がある．患者によっては，眼窩から皮下出血を起こすこともあるので，事前の説明は重要である．

2．皮下出血

　上顎が手術の対象となる場合，術後に皮下出血を生じることがある．これは，上顎に限ったことではないが，患者に何の説明もないままでは，術後にトラブルとなることもあり，同一患者に2回目や他部位への同手術を計画していたとしても拒否されてしまう可能性も否めない．皮下出血や術後の腫脹には個人差があるが，それを完全に防ぐ方法は見当たらない．しかし，トラブルに発展させないため，また少しでも内出血を軽減させるために，術者が注意すべき点は多々ある．

　そのうちの1つは，術前に，皮下出血を起こした症例の顔貌写真を患者にみせて説明しておくことである（**図5-35**）．腫脹は一般的に術後2日後でピークに達し，1週間でほぼ消退するが，3日後くらいから顔面動脈の末梢側より内出血が発現し，経時的に色を変えながら顔面動脈に沿って頸部に下降していく[23]．

3．口蓋側の知覚麻痺

　口蓋を走行する大口蓋動脈（GPA）や大口蓋神経を中心とする脈管や神経叢は非常に複雑で，その枝を広く伸ばしている．大口蓋神経は，大口蓋管を下り，大口蓋孔より硬口蓋に現れ，硬口蓋にある溝を通り，切歯近くまで向かう．そして，硬口蓋部の歯肉，粘膜，唾液腺を支配し，鼻口蓋神経の末端とつながる．このように複雑な神経叢が網目状に広がる部位を切開するため，末梢の神経を切ってしまう可能性は否めない．

　これに関して詳細な報告は見当たらないものの，筆者らの経験では，術後，患者が被採取部の口蓋歯肉との感覚の違いを訴えることが稀にある．しかしながら，インプラント埋入時の下顎管の損傷の麻痺とは異なり，明らかな麻痺ではない．患者の言葉を借りて表現すれば「何となく違う」というレベルである．しかしながら，知覚異常が生じる可能性があることは術前に説明しておくべきであろう．

VI

根面被覆術後のメインテナンス

深野秀明

Ⅰ 根面被覆術後の治癒とは

　歯周形成外科治療の代表格とも言える根面被覆術において，上皮下結合組織移植術を用いた場合の治癒はどのようになっているのか．その確かな状況を認識することが，術後のメインテナンスだけでなく，良好な経過を長期にわたって維持するために必要不可欠である．一般的に歯周形成外科治療においては，炎症をコントロールし，歯の保存に努めるべく安定した歯周環境を構築することが最重要であり，そのために結合組織性の付着歯肉を獲得することが理想的である．

　しかしながら，根面被覆術の治癒像として"骨組織のない根面に付着歯肉が獲得される"ということは，生物学的にみてもおおよそ期待はできないと考えられる．近年において盛んに用いられている，歯周組織再生誘導材料の代表であるエナメルマトリックスタンパクを主成分とした「エムドゲイン®ゲル」（Straumann）を根面に塗布し，結合組織性付着の獲得を目指すといった試みも行われており，筆者らも臨床において活用してみたが，治癒過程にあっては良好な経過をたどることが実感できるものの，結果として"目的が十分に達成されているか"について，確信を持つまでには至っていないのが実際と言える．

　では術後の治癒形態は，どのようになっていると考えるべきか．実際に"ヒトにおける治癒後の組織切片の検証を行った"という論文もあり[47]，その結果では，大部分において"結合組織性付着が新たに獲得されている"とは言い難いものとなっている．このことは，一般的に言われているように，ほとんどが"長い上皮性付着（接合上皮）"という治癒形態で帰着している，と考えて差し支えないと言える．特に唇頬側への歯の位置異常が原因で引き起こされる歯肉退縮の場合は，歯槽骨のボーンハウジングから歯根が露出している（図6-1）．すると，その歯根面に結合組織性付着の裏打ちとなる骨の再生は望めないことから，やはり長い上皮性付着という形で治癒していると考えられる（図6-2）．

　ここで改めて，歯肉退縮にいたる原因を思い出していただきたい．「Ⅰ　根面被覆術の成否を分ける要因」で，「歯肉退縮は加齢による不可避な生理的プロセスではなく，歯周組織の炎症または外傷の蓄積によって生じるものである」[3]と解説した．すなわち，術後に歯周組織に炎症が生じたり，歯肉退縮の原因になると思われる機械的刺激が加わることによって，再び歯肉は退縮する．したがって良好な経過を得るためには，これらの要因を排除しなければならない．

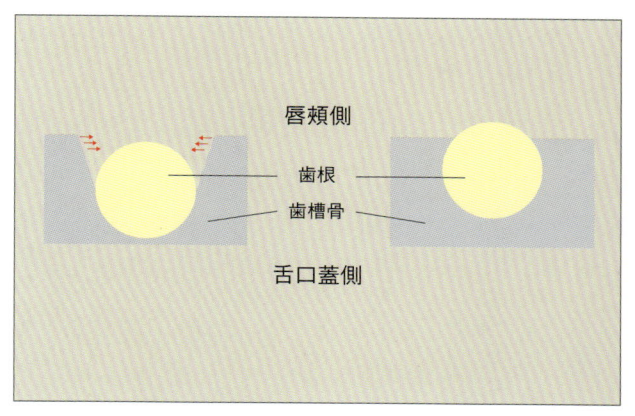

図6-1 歯の位置異常による歯肉退縮．特に唇頬側への歯の位置異常が原因で引き起こされる歯肉退縮の場合は，歯槽骨のボーンハウジングから歯根が露出している．

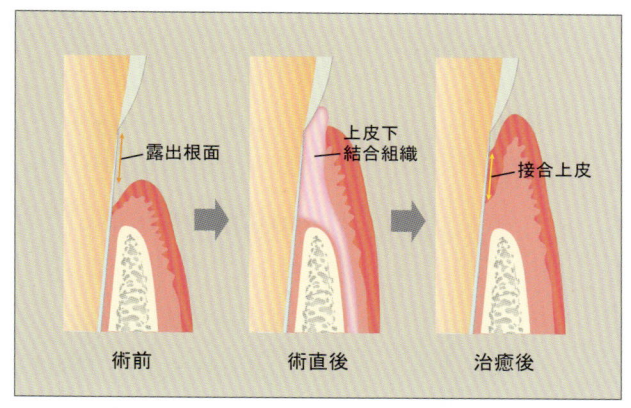

図6-2 上皮下結合組織移植術による根面被覆術後の治癒像．露出した歯根面に結合組織性付着の裏打ちとなる骨の再生は望めないため，長い上皮性付着（接合上皮）という形で治癒していると考えられる．

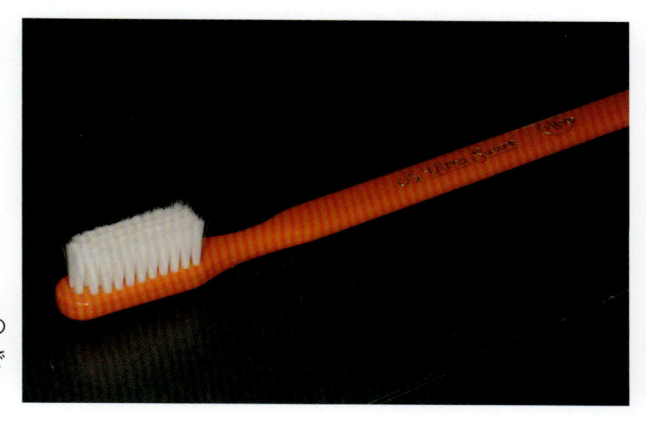

図6-3 根面被覆術を施した部位は，ある程度の歯肉の安定が確認された後，柔らかな歯ブラシで丁寧にプラークを除去するよう指導する．

Ⅱ メインテナンス時に注意すること

　術直後においては，移植した結合組織および歯肉弁が安定した状態になるまでの間，過剰なブラシ圧はもとよりプラークの停滞に気をつけなければならない．そのため，指導に基づいたブラッシングやクロルヘキシジンを含有した含嗽剤の使用が必要である．そして，ある程度の歯肉の安定が確認された後，柔らかな歯ブラシ（図6-3）で丁寧にプラークを除去するよう患者に指導する．

　では，メインテナンスの段階ではどうであろうか．「Ⅰ　根面被覆術の成否を分ける要因」で述べたように，根面露出をともなう歯肉退縮の主原因には炎症性のものと非炎症性のものとがある．プラークによる歯周組織の炎症で引き起こされた歯肉退縮に対して上皮下結合組織移植術で改善した場合，再び歯肉退縮を起こさないためにはプラークコントロールが重要となる．逆に，過剰なブラッシングなどの機械的刺激によ

って生じた歯肉退縮に根面被覆術を行った場合には，ブラシ圧のコントロールなどの対策が必須となる．

　具体的には，炎症が生じると，治癒形態として意図的に形成された長い上皮性付着に容易に炎症が波及し，深い歯周ポケットが形成されることとなる．そうなると自浄性や清掃性がさらに低下し，当然ながら細菌の侵入を招く．したがって炎症を引き起こさないよう，十分なプラークコントロールがなされているかをメインテナンス時に注意深く観察する必要がある．ただし，「ディープサルカス（長い上皮性付着）」とも言われる治癒形態におけるプロービングには，繊細さが求められると同時に，アタッチメントロスが起こっていないかもチェックしなければならない．

　またブラッシングなどの機械的刺激や，歯のポジションの異常で引き起こされた歯肉退縮への根面被覆術後においては，術前と同程度のブラシ圧では再び退縮を招く可能性が高いため，メインテナンス時のチェックは欠かせない．なかでも犬歯に根面被覆術を行った場合は，歯列の"コーナー"という位置的特徴から，よりブラシ圧が強くなる傾向があり，注意を必要とする．術後の経過が長くなれば徐々にブラシ圧も元に戻っていくことも多く，一定期間ごとに指導することも大切である．

　また，清掃補助器具の選択や使用方法にも注意を払うことが必要である．フロスの過剰な使用は，歯肉退縮の原因の1つであるクレフト（歯肉の裂開）を引き起こすことがわかっており，またインターデンタルブラシ（歯間ブラシ）の過剰使用や不適合なサイズの使用は，下部鼓形空隙の拡大すなわちブラックトライアングルを形成し，審美性，清掃性の獲得を目的とした上皮下結合組織移植術の予後に悪影響を及ぼす恐れがある．

おわりに
── 本書の "まとめ" として ──

　本書では根面被覆を中心に，歯周形成外科の基本的な知識から術式や器具，さらには成功に導くための諸注意などを詳しく述べさせていただいた．「はじめに」でも解説したが，歯周形成外科を行うステージは「歯科治療の流れ」（図）における確定的外科に含まれるものであり，初期治療すなわち炎症のコントロールが達成されていることが前提となる．炎症が存在すると良い結果を得ることは困難であり，特に審美的な要素を含んだ主訴の場合は患者との関係に悪影響をもたらしかねない．

　マイクロスコープの使用の有無にかかわらず，術式のステップを順守することが成功の秘訣であり，ことにマイクロスコープなどの拡大視野下で行う場合に関しては，そのステップごとの「足し算」が如実に良い結果を生むことにつながると思っていただきたい．また，マイクロスコープが根面被覆術を成功させる魔法の道具ではなく，確実にひとつひとつのステップを積み重ねることを明視野で可能にする補助的な道具に過ぎない，ということも付記しておきたい．

　歯周形成外科のみならず歯科医療全般に言えることではあるが，術前にその原因を明確にし，手順を追って着実に解決していくといったコンセプトが必須であり，ことに今回のような不可逆的な外科的侵襲をともなう場合には，その重要性は "より高い" と思われる．さらには，その技術にはいわゆる「ラーニング・カーブ」というものが存在し，本書で述べさせていただいたような基本事項を忠実に再現すること，歯槽堤増大術のような比較的取り入れやすい症例を先人が示した分類に従って慎重に診断，加療することを心がけてもらうことで，臨床の幅を拡げていただければ幸いである．

＊

　末筆になるが，日頃より臨床に対する姿勢を含めご指導いただいている大阪 SJCD 最高顧問の本多正明先生はじめ，SJCD の諸先輩方に感謝申し上げ，筆を擱きたいと思う．

松川　敏久

参考文献

1）Kokich VO Jr, Kiyak HA, Shapiro PA：Comparing the perception of dentists and lay people to altered dental esthetics. J Esthet Dent, 11(6)：311-324, 1999.

2）Kokich VO, Kokich VG, Kiyak HA：Perceptions of dental professionals and laypersons to altered dental esthetics: asymmetric and symmetric situations. Am J Orthod Dentofacial Orthop, 130(2)：141-151, 2006.

3）Berglundh T, Lindhe J, Sterrett JD：Clinical and structural characteristics of periodontal tissues in young and old dogs. J Clin Periodontol, 18(8)：616-623, 1991.

4）Maynard JG, Wilson RD：Physiologic dimensions of the periodontium significant to the restorative dentist. J Periodontol, 50：170-174, 1979.

5）Miller PD Jr：A classification of marginal tissue recession. Int J Periodontics Restorative Dent, 5(2)：8-13, 1985.

6）鈴木真名：イラストレイテッド ペリオドンタル・マイクロサージェリー アドバンステクニック―審美性を獲得するソフトティッシュマネジメント―. クインテッセンス出版, 東京, 2010.

7）Newman MG, Takei HH, Carranza FA 著, 申 基喆, 河津 寛, 嶋田 淳, 安井利一, 上村恭弘 監訳：CARRANZA'S クリニカル ペリオドントロジー 上・下巻. クインテッセンス出版, 東京, 2005.

8）Langer L, Langer B：Mucogingival Surgery：Esthetic Treatment of Gingival Recession. Clinical Applications of Advances in Periodontics (In Wilson TG Jr, Kornman KS, Newman MG (eds). Quintessence, singapore, 1992.

9）Seibert JS：Reconstruction of deformed, partially edentulous ridges, using full thickness onlay grafts. Part I. Technique and wound healing. Compend Contin Educ Dent, 4(5)：437-453, 1983.

10）Garber DA, Rosenberg ES：The edentulous ridge in fixed prosthodontics. Compend Contin Educ Dent, 2(4)：212-223, 1981.

11）Pecora G, Andreana S: Use of dental operating microscope in endodontic surgery. Oral Surg Oral Med Oral Pathol, 75(6)：751-758, 1993.

12）Langer L & Langer B：Mucogingival Surgery：Esthetic treatment of gingival recession. In：Advances in Periodontics. Edited by Wilson TG, Kornman KS, Newman MG, Quintessence, Chicago, 248-260, 1992.

13）佐藤直志：歯周外科の臨床とテクニック 第1版. クインテッセンス出版, 東京, 109, 365, 371, 1997.

14）佐藤直志：インプラント周囲のティッシュ・マネージメント第1版. クインテッセンス出版, 東京, 109, 2001.

15）Hürzeler MB, Weng D：A single-incision technique to harvest subepithelial connective tissue grafts from the palate. Int J Periodontics Restorative Dent, 19(3)：279-287, 1999.

16）Otto Z, Hürzeler M (著), 申 基喆 (監訳)：拡大写真で見る ペリオとインプラントのための審美形成外科 第1版, 第1刷. 210, 289-290, 297, クインテッセンス出版, 東京, 2014.

17）Klosek SK, Rungruang T：Anatomical study of the greater palatine artery and related structures of the palatal vault：considerations for palate as the subepithelial connective tissue graft donor site. Surg Radiol Anat, 31(4)：245-250, 2009.

18）Reiser GM, Bruno JF, Mahan PE, Larkin LH：The subepithelial connective tissue graft palatal donor site：anatomic considerations for surgeons. Int J Periodontics Restorative Dent, 16(2)：130-137, 1996.

19）第一三共：ボスミン外用液 0.1%添付文書.

20）Giovanni Z, Otto Z, 鈴木真名, 瀧野裕行, 中田光太郎：THE 臨床比較 第1回 口蓋からの結合組織採取 どこから, どう採取して, どのように使うのか？. Dental Implantology, 22(1)：11-16, 2015.

21）松原貴子, 沖田 実, 森岡 周：ペインリハビリテーション. 三輪書店, 東京, 2011.

22）奈良 勲 (監), 内山 靖 (編)：理学療法学事典. 医学書院, 東京, 2006.

23）米澤大地, 堀内克啓, 野阪泰弘, 寺本昌司：特別座談会 SAFE エキスパートに聞く インプラント骨造成のいろは. Dental Implantology, 22(1)：19-30, 2015.

24）Zucchelli G, Mele M, Stefanini M, Mazzotti C, Marzadori M,

Montebugnoli L, de Sanctis M：Patient morbidity and root coverage outcome after subepithelial connective tissue and de-epithelialized grafts：a comparative randomized-controlled clinical trial. J Clin Periodontol, 37(8)：728-738, 2010.

25）Harris RJ, Harris LE, Harris CR, Harris AJ：Evaluation of root coverage with two connective tissue grafts obtained from the same location. Int J Periodontics Restorative Dent, 27(4)：333-339, 2007.

26）Parashis AO, Tsiklakis K, Tatakis DN：EDTA gel root conditioning: lack of effect on clinical and radiographic outcomes of intrabony defect treatment with enamel matrix derivative. J Periodontol, 77(1)：103-110, 2006.

27）Page RC, Offenbacher S, Schroeder HE, Seymour GJ, Kornman KS：Advances in the pathogenesis of periodontitis：summary of developments, clinical implications and future directions. Periodontol 2000, 14：216-248, 1997.

28）Pini-Prato G, Baldi C, Pagliaro U, Nieri M, Saletta D, Rotundo R, Cortellini P：Coronally advanced flap procedure for root coverage. Treatment of root surface：root planning versus polishing. J Periodontol, 70(9)：1064-1076, 1999.

29）Wikesjö UM, Nilvéus RE, Selvig KA：Significance of early healing events on periodontal repair：a review. J Periodontol, 63(3)：158-165, 1992.

30）Ririe CM, Crigger M, Selvig KA：Healing of periodontal connective tissues following surgical wounding and application of citric acid in dogs. J Periodontal Res, 15：314-327, 1980.

31）Garrett JS, Crigger M, Egelberg J：Effects of citric acid on diseased root surfaces. J Periodontal Res, 13：155-163, 1978.

32）石川潤一：歯根と歯周組織の付着に関する実験的研究―付着に及ぼすクエン酸および塩化第二鉄添加クエン酸処理の効果―. 東北大学歯学雑誌, 8：1-17, 1989.

33）本郷興人：歯肉剥離掻把手術後の付着様式におよぼす歯根表面粗さの影響 第2報 病理組織学的定量分析による評価. 日歯周誌, 29：1076-1083, 1987.

34）Crigger M, Bogle G, Nilvéus R, Egelberg J, Selvig KA：The effect of topical citric acid application on the healing of experimental furcation defects in dogs. J Periodontal Res, 13：538-549, 1978.

35）Klinge B, Nilvéus R, Kiger RD, Egelberg J：Effect of flap placement and defect size on healing of experimental furcation defects. J Periodontal Res, 16：236-248, 1981.

36）Magnusson I, Claffey N, Bogle G, Garrett S, Egelberg J：Root resorption following periodontal flap procedures in monkeys. J. Periodontal Res, 20：79-85, 1984.

37）Polson AM, Proye MP：Effect of root surface alterrations on periodontal healing. II. Citric acid treatment of the denuded root. J Clin Periodontol, 9：441-454, 1982.

38）神田善姫, 斉藤洋一, 浅木信安, 青木 護, 岩崎直弥, 仲谷寛, 鴨井久一, 出口眞二, 堀 俊雄：強酸性水による根面脱灰がフィブロネクチン吸着に与える影響. 歯薬療法, 16(3)：115-121, 1997.

39）岩沢篤郎ほか：アクア酸化水の抗ウイルス効果. 臨床と微生物, 20：231-236, 1993.

40）浅井昭二朗ほか：酸化電位水による殺菌効果と変異原性の検討. 歯基礎誌, 37：152-161, 1995.

41）酒井敏博ほか：Oxilyzer による電解水の歯科領域への応用 第1報 使用条件について. 補綴誌, 37：920-927, 1993.

42）南 昌宏, 松川敏久, 松本和久：補綴治療を変えるマイクロデンティストリー (前編). 補綴臨床, 37(5)：512-520, 2004.

43）南 昌宏, 松川敏久, 松本和久：補綴治療を変えるマイクロデンティストリー (後編). 補綴臨床, 37(6)：631-638, 2004.

44）下間正隆：カラーイラストでみる外科手術の基本. 昭林社, 東京, 2004.

45）武井則之：顕微鏡下での結合組織採取時の留意点. デンタルダイヤモンド, 40(5)：88-96, 2015.

46）ジョンソン・エンド・ジョンソン：可吸収性止血剤サージセル添付文書.

47）Majzoub Z, Landi L, Grusovin MG, Cordioli G：Histology of connective tissue graft. A case report. J Periodontol, 72(11)：1607-1615, 2001.

索引

<HYORON ブックレット>

◆「HYORON ブックレット」は，月刊『日本歯科評論』誌上でご好評をいただき，バックナンバーとしても多くのご要望があった特集などを，雑誌掲載後の情報も適宜追加し，ワンテーマの書籍として読みやすく再編するシリーズです．

◆本書は，2015年7月号・9月号掲載「特別企画：根面被覆術を治療オプションに加えよう！」（著／松川敏久，井上　謙，北川雄治，武井則之，深野秀明）を再編しました．

HYORON ブックレット

根面被覆術を治療オプションに加えよう！
上皮下結合組織移植術のテクニックを中心に

2018年8月15日　第1版第1刷発行　　　　　<検印省略>

編著者　松　川　敏　久

発行者　髙　津　征　男

発行所　株式会社ヒョーロン・パブリッシャーズ

〒101-0048　東京都千代田区神田司町 2-8-3　第25中央ビル
TEL 03-3252-9261〜4　振替 00140-9-194974
URL：http://www.hyoron.co.jp　E-mail：edit@hyoron.co.jp
印刷・製本：錦明印刷

©MATSUKAWA Toshihisa, et al, 2018 Printed in Japan
ISBN978-4-86432-045-0　C3047
落丁・乱丁本は書店または本社にてお取り替えいたします．